走進多重人格的世界

一位華人醫生的臨床手記

楊保謙醫生　著
香港大學內外科醫學士
加拿大皇家醫學院精神科院士

版權所有

Copyright © 2017

ISBN:

BISAC: Psychology / Psychopathology / Dissociative Identity Disorder

中文版編譯團隊：

馮康泓　Fung Hong Wang
麥詠虹　Mak Wing Hung
李政洋　Lee Cheng Yang
傅卓盈　Fu Cheuk Ying
何銀菊　Ho Ngan Kuk

題詞

多謝我的病人。從與你們接觸中，使我在治療和生命体驗方面獲益良多。

我謹獻上此書給我的病人，我希望你們從我的治療得到幫助。而我向從我治療失敗的病人多多致歉。

目錄

中文版序言 7
原著序 11
引言 15
第一章　瓊：一個女強人 19
第二章　解離與多重人格障礙之簡介 61
第三章　桑德拉：識別解離性身份障礙 71
第四章　莉娜：作者從痛苦的經驗中學習 75
第五章　路得：誤診的困局 91
第六章　梅蘭妮：一個不受歡迎的病人 133
第七章　維多利亞：遠距的治療 145
第八章　卡拉：治療的外在障礙 165
第九章　多麗絲：非指導的治療 173
第十章　有限的成功與失敗個案 209
第十一章羅拉:我最後一個病人 225
後記 241
附錄一　離解可以是一種正面資產 243
附錄二　爭論、虛假的記憶，以及創傷後壓力症 247
編者結語 263
延伸閱讀 271

中文版序言

這本書的英文版已在世界各地的互聯網上流通幾年，讀者的回應對作者甚具啟發性。

1. 我感到鼓舞的是，在世界各地，即使不是以英語為母語的地方，也承認、認識和理解到解離性身份障礙（Dissociative Identity Disorder, DID）這種情況。我收到了來自德國、法國和一些南美國家的回應。因網絡空間之方便，這本書已經到達了很偏遠的地方，例如威爾士的一個小鎮，一個有兩位孩子的母親向她的精神科醫生介紹了這本書，因為他承認自己對治療DID沒有經驗，結果這本書也幫助了他們。這個小而溫馨的消息，令我覺得寫這本書的努力是值得的。

2. 總而言之，遺憾的是有些讀者被病例的戲劇性分散了注意力，忘記了這些真實故事是充滿了與幼年虐待之經歷有關的痛苦、恐怖和痛楚，特別是被性虐待者——這些倖存者一生受著創傷的負面影響。許多DID患者面臨的真正難題是內在的人格分裂，使得不同的人格部分彼此相對立。患者的內在衝突可能造成很大的痛苦和

功能障礙，這種嚴重的情況是局外人難以理解的。我們很容易因為自己的好奇心而忘記這是一個嚴重心理障礙。我希望提醒社會各界,DID是真實存在的。但這是外人不易見到的。他們通常很難察覺，因為一般人往往沒有足夠的同理心。DID 經常被忽視，也有些人仍想進行理論上的爭辯──例如質疑 DID 的存在。

為什麼 DID 常被忽略或忽視？主要有幾個原因：

1. 人們不願意相信這個世界,有邪惡的存在。幼年被虐待之經歷，包括性虐待，並不罕見，但經常被忽視甚或否認。大多數 DID 患者都受過幼年嚴重的創傷。

2. 當病者的表現太戲劇化,旁觀者往往會忽視病情的嚴重和痛苦的一面。傳統上一般婦女之「歇斯底里」的表現，會令到一般人低估病情的嚴重程度。書中第一章的病者是個例子,很容易被醫者覺得這病者在開玩笑,而不知道其實這病情直指問題的嚴重性。

3. 關於「虛假記憶綜合徵」的說法已經誤導了許多人，這否認了幼年被性虐待之經歷普遍的醜陋現實。醫學上一直沒有認可「虛假記憶綜合徵」這名詞，任何正規醫療文件中也沒有看過

這名詞。事實上，我們應該強調相反的另一面有些患者往往在醫師面前錯誤地否認自己曾受過虐待的經歷，也有些會忘記了幼年被性虐待之經歷的醜陋現實（創傷後失憶是解離症狀之一）。本書第一章中的個案就是一個例子──當她實際上自發性回憶起受虐時，她以為那只是妄想和幻覺；其實她並不是瘋了，只是回憶有失控的現狀。

早期創傷記憶主要儲存在「非陳述記憶」或「身體記憶(body memory)」中。身體記憶就是各種官感上「非語言」（non-verbal）之記憶。這與一般「陳述性記憶」是完全不同的。

病理解離的真實性

許多DID患者面臨的真正困難是內在的分裂，即解離的人格部分之間出現衝突。外在的觀察者可能很難真正理解這一點，也可能會被那些戲劇性甚至很有趣的表現所吸引。這妨礙了局外人真正理解病人的痛苦。此外，有些人格部分保存著一些未整合的創傷記憶，這些創傷記憶仍不時發作，導致了長期的障礙。

DID是一個容易被誤診的疾病，經常被錯誤地診斷為邊緣人格障礙、抑鬱症或躁鬱症。這個全球性的問題是普遍和危險的。精神健康專業人員必須對DID有一些

基本的了解，不要將DID誤以為是一種可以用簡單藥物治療來解決的抑鬱症。

最後一點：一位受過傳統訓練的心理治療家閱讀這書後，對我的工作方式有多少異意。特別是第一章所描寫我讓病者睡在診室，而我離開到另一地方和她丈夫交談。我明白她的理由，但我已解釋使用沉默時期來鞏固療效。那是故意的。一般人都低估了沉默的力量。對我來說，我只遵守兩個規則：只要是有效果和不違道德水準的，我會做任何需做的事來幫助我的病人。我的臨床方法是非常規的。敬讀者明白作者之立場。

此中文版與原英文版有多少出入，可以視爲原版之修訂版。

作者在此謹謝一班同工：馮康泓，麥詠虹，李政洋，傅卓盈，何銀菊，爲翻譯的艱苦工作。

楊保謙

公元 2017 年 8 月 20 日

（網頁： http://www.engagingmultiples.com/blog/）

原著序

多重人格障礙（Multiple Personality Disorder, MPD）——即解離性身份障礙（Dissociative Identity Disorder, DID)[1]——的個案，在主流精神醫學裡總被認為是罕有。事實上，很多精神健康專業人員選擇去否認它的存在。新聞媒體報導往往聲稱這是一個有爭議的診斷，導致這個精神科疾病及身受其苦的病人皆得不到應有的關注。

社會大眾對 DID 既疑惑又著迷。在娛樂媒體中，包括書籍、電視、電影，DID 予人的印象往往是不盡不實的。這也許為大家帶來戲劇性的娛樂，但無法讓大家真正明白到當中所涉及到的創傷有多深、有多大。

這本書並不旨在證明或反駁 DID 之存在。我在單一地區與幾十個個案的經驗不足以通過嚴謹的科學門檻去確立任何疾病之臨床效度（clinical validity）。雖然我已退休，但我仍相當關注精神科醫生對治療室裡病人出

---

[1] 多重人格障礙是《精神疾病診斷與統計手冊 Diagnostic and Statistical Manual of Mental Disorders (DSM) 原先使用的名詞。自 1994 年起，DSM 開始使用解離性身份障礙這個名詞。在美國和加拿大，DSM 被用作診斷精神科疾病的慣常依據、治療建議，以及醫療服務之費用，往往取決於 DSM 之分類。在 1994 年之前的版本都是採用 MPD 這個名詞。MPD 這個名詞至今仍為《國際疾病傷害及死因分類標準》所採用——ICD 是世界衛生組織(世衛)所用的疾病分類系統。

現解離性人格碎片（dissociative fragment of personality）之反應。我仍相當關注那些患有恐懼症，藥物濫用，暴食和厭食症狀的病人。在這群人之中，可能已有幾位解離性身份障礙患者。他們可能因為太多恐懼而隱藏著那些解離性人格碎片。這一臨床考量應該是每一位臨床工作者最首要的關注。

若未考慮到創傷與解離的現象，治療可能會頑固地針著外顯症狀而難見曙光，忽視了潛在的問題。這只會延續了病人的障礙和痛苦。

如果內在矛盾得以減少，DID 的交替人格部分（alternate personalities 或 alternate identities, 一般簡稱為 alters）可以學習好像一隊合拍的足球隊一樣合作，所有隊員都朝著一個共同目標一起努力。每位足球隊隊員都有一個特定的崗位和獨特的技術。這就很類似有合作的 DID 系統。

在超過 40 年的精神科執業裡，我學習到一些識別和治療 DID 的技巧。這本書記錄和提煉了這過程中所累積的臨床經驗。我希望這本書能有助治療師協助 DID 患者，從而使病人獲得更好的照顧。

我寫這本書，也為了使那些需要面對 DID 的人能有多些信心，他們或會得到一些啟示，以幫助療癒的過程。本書裡的案例皆來自我的病人檔案，未加潤飾。可是，

我有意避免了一些可能會觸發某些讀者出現回閃（flashbacks）的細節。

大家必須謹記在心，忽視創傷根本不能幫到病人。治療師必須幫助病人在安全的情況下進行創傷治療，並鼓勵他們—無論他們是否願意。DID患者能成功地進行治療，並從中獲益，透過處理創傷記憶所帶來的影響，他們便可能回到當下(現在, or the present)。

當DID患者被誤診，他們往往會額外使用到更多社會、醫療、警察及/或其他服務的資源。透過這些病例，但願政府當局認識到DID正確診斷和治療之重要性，這將帶來巨大的經濟和社會效益。

警告

如果你知道或懷疑自己曾經歷過童年創傷，請確保當你要探索自己的過去時，你能獲得社交上的支援。如果你在閱讀這本書時，感到任何情感風暴或混亂，請你停止繼續閱讀，並尋找協助。儘管這本書已致力避免可能觸發到創傷記憶的內容，但最安全的做法是，有一個具能力的治療師陪著你，處理任何情緒風暴。

感謝

Ken Smith 貢獻了從 DID 另一方面的啟示——作為配偶的經驗。這個角度進一步指引和支持著這本書的工作。他也提供了各方面的技術支援。而在編輯方面,

Sue Anne Cairns 提供了無價的幫忙。最後,我的賢內助,陳慕華教授,以她在寫作和編輯方面的豐富經驗,給予我精神上和技術上的幫忙。

錯誤

作為本書的作者,我承擔中文版的一切錯誤。很抱歉,我的大半生是在國外工作,中文已成為對我是一種生疏的語言。

引言

解離性身份障礙（Dissociative Identity Disorder, DID）是一個 DSM-5[2] 列明的精神科疾病。這也包含著 ICD-10[3] 之中，不過名為多重人格障礙（Multiple Personality Disorder，MPD），在 1994 之前的 DSM 也是使用 MPD 這個名詞。DID 包含在 DSM-5 和 ICD-10 之中，指明了世界上這一領域的專家皆視 DID/MPD 為一個精神科疾病，需要正確的診斷和治療。

在 1960 年代初畢業於香港大學醫學院後，我在香港實習了四年，再到英國倫敦 The Maudsley Hospital 及 St. Bartholomew's Hospital 接受進一步的精神科訓練。及後，我來到加拿大，以精神科醫生的身份，於不同的環境工作過：一間退伍軍人醫院、一間大學教學醫院、一間有二千多病人的老式精神病院、一間短暫住院危機干預中心(當主任醫師)、一間綜合醫院及門診診所。最後我私人執業。

我的事業開首幾年，儘管我有相當的教育、訓練和專業資格，但我對於 MPD 一無所知。經過不斷嘗試與錯

---

[2] DSM5 是美國精神醫學《精神疾病診斷與統計手冊》(Diagnostic and Statistical Manual of Mental Disorders, DSM5) 的第五版。

[3] ICD-10 是世界衛生組織所採用的國際分類。

誤 (trial and error)，我學懂識別和治療多重人格。這是一個漫長而孤單的探索之旅。

透過這本書分享我的臨床經驗，我希望新一代的治療師會認識到正確診斷和適當治療 DID 的重要性。

很多 DID 患者表現出明顯的抑鬱，這成為了一層厚厚的煙幕，掩蓋著背後的創傷與解離病理。

一般來說，一旦被診斷為重度抑鬱症或其他情緒病，患者都會馬上被處方抗抑鬱藥物。當治療沒甚麼起色，醫生就會再處方其他抗抑鬱藥物。醫生很容易就會下結論，將他們分類為「抗治療性抑鬱症」（treatment resistant depression）。在這種情況下，抗治療性抑鬱症並不是一個恰當的用詞，因為抑鬱在此並不一定是一個疾病，而可能是 DID 的一種症狀。*如此嘗試治療某一症狀而不處理非核心問題，治療失敗是難免的。有效的治療需要處理未解決的舊日創傷之主要問題。*

我們不能將作為症狀的抑鬱以及作為原發性疾病 (primary disease) 的抑鬱混淆起來。抑鬱可以是一種對生活困境的正常情緒反應，可以起因於很多不同的疾病，也可以是一種原發性情緒病。要有適當的治療，就需要鑑別出抑鬱的性質和原因。一味試圖消除抑鬱

而對核心問題置之不理，並不能真正幫到病人。⁴ 治療DID 的核心是去接觸交替人格部分。這是本書各個案例所詳細說明之內容。關於如何識別和治療此病，

我從 DID 病人身上所學到的，遠比精神醫學訓練裡教我的多得多。把這些心得和見解記載和傳揚下去，是我最誠摯的願望。對此，我選擇了以一系列有代表性的案例來作為分享這些心得的媒介。這些案例，並非為了說明某些觀點而從幾個病人混合為一的案例。每一個案例，都是一個病人的真實記錄，直接來自我的治療小節筆記。唯一有所改變的，是個人識別特徵，以保障每位病人的私隱。

我並非只描述成功的案例，因為事實是殘酷的：治療並非總是成功的。可是，每個病人的案例，增加了對此病的整體理解。每個病人的 DID 表現都不同，因此每一個治療旅程都有不同的特點。

每個案例展示一般 DID 治療裡不同的技巧和方法，以顯示實時的臨床應用。

《Engaging Multiple Personalities》的卷二（Volume 2）進一步展示 DID 治療的理論和實務指引。它描述了一

---

4 血壓高的例子可以說明正確診斷的重性。血壓要高，可以是 1) 對身體運動的正常反應；2) 繼發性高血壓（secondary hypertension），譬如由腎臟疾病所引起；及 3) 原發性高血壓（essential hypertension）。它們是三種完全不同的狀況。

些治療 DID 時常見的錯誤和陷阱，以及與病人工作時需要謹記的重點。總括而言，但願這可成為一本有效的 DID 治療手冊。

第一章　瓊：一個女強人

概要：瓊的個案，描述如何與交替人格部分接觸，也就是與解離的破碎人格溝通，是治療中一個必要的程序。適當治療這位患者，可以讓她回復到以往的高社會功能及職業功能。當她呈現出典型的解離性身份障礙表現，這樣交替人格部分出現在治療的早期比較不常見到的。她的先生在治療裡面所扮演的角色是與一般的情況有很大的不同。

為了要了解瓊病理的表現，和其所需要的治療方式，讓我先說明一些記憶的分類。

1. 我們可以簡單存取到的記憶稱為外顯記憶。這是陳述性記憶，可以用描述的形式來表達。例如我清楚地可以告訴你我昨天看的電影內容。

2. 內隱性記憶是非陳述性的，而且沒有辦法用言語表達。它會用身體感覺和視覺影像在身體上表現。例如你的孩子不會忘記踏自行車的經驗,但是很難告訴你如何行車時怎樣保持平衡。

當一個經驗是以破碎的、非陳述性的記憶來記錄，只有原始的情緒和身體感覺出現在一個人的意識裡。這些可能包括過度警覺、突然出現極度恐慌或是害怕的

感覺。它們常常包含很強烈的疏離感、憤怒、無助和害怕失去控制。

患者不用精確的用語言表達，而是可能只會說「想吐」或是「作嘔的感覺」。他們常常會有突然闖入的奇怪視覺影像。患者沒有辦法用言語將一些情況表達出來，讓他們感受到挫折、被弄得糊塗了、憤怒和無望感。對於他們的困境，John Harvey (1990) 有一句很棒的描述：「創傷的受害者有症狀，而沒有記憶」。精神科醫生治療這些患者，必須要將對於身體的知識用在合適的治療程序當中。

簡而言之，解離性身份障礙是童年嚴重創傷的結果。在這個意義上，它與創傷後壓力症有密切關係。複雜型創傷後壓力症（complex post-traumatic stress disorder, complex PTSD），指的是一個人在遭受持續反覆的創傷——例如亂倫——後所出現的症狀[5]。亂倫同時也包括在兒童青少年虐待常會出現的一個特殊元素：對強制控制的屈服。這是與受到單一創傷的創傷後壓力症患者——例如一次受困於因地震倒塌的建築物內——不同的地方。對於有交替人格部分的解離性身份障礙患者來說，伴隨著複雜型創傷後壓力症的情況並不少見。

---

[5]編按：亂倫並不是導致 complex PTSD 的唯一原因，長期的傷害或極端壓力（例如：言論暴力、情緒虐待、肢體傷害、性侵犯、囚禁等等）也可能導致 complex PTSD。

在考慮到本書裡面所敘說每一位個案的病史，包含瓊的病史，很重要的是記得上面的分類和解離性身份障礙的病因學。

瓊的生活史

瓊在40多歲時是個聰明自信的商人，有一段快樂的婚姻和成功的事業。在一場車禍而造成她的頸椎嚴重受傷—「揮鞭式創傷」車禍後三年，她承受著無情的疼痛、抑鬱、焦慮、嚴重的失眠。這位過去溫暖外向的女士，現在變得容易擔心害怕又退縮。她曾經有求助過好幾個正統或是民俗的療法，但是都沒有效果。

在車禍一年後，她幾乎沒有辦法維持工作。有天晚上，她回家後突然告訴她身為軟體顧問的先生，她想要立遺囑。她告訴先生該怎麼分配她的資產，然後就從門跑了出去。先生追著她，穿過了樓梯，一直到了海岸。在太太試圖要跳海的時候，他設法抓住了她。他緊緊的抓著太太，以避免她再跳海。他半搬半拖的將她帶回他們所住的大廈。他對於發生甚麼事情，一點頭緒都沒有。

在家裡，她沒法安頓下來。當她的先生肯（Ken）將那緊抓著瓊的手放開，她跑去了陽台。他伸手去抓住她，

她繼續跟先生掙扎，堅持她必須要跳樓。他將她拉回地上，同時坐在她的身上。當肯坐在她的身上時，他打電話給瓊的好朋友，告訴她有緊急的狀況，要求她趕快過來。

在瓊的朋友來之前的15分鐘，瓊冷冷的告訴肯，他總會有要睡覺的時候。當他睡覺時，她會爬起來去跳樓。當他承認他總會有要睡覺的時候，她同意暫時停止掙扎——她要做的是，只要等待他睡覺。

當瓊的朋友來到的時候，肯跑到另一間房並致電911求助。幾分鐘之後，兩個警官抵達，將瓊帶到醫院。他們將她安排到精神科病房，留院觀察及治療。幸運的是，哥倫比亞省的精神衛生法賦予警察權力，在一個人有自傷之虞，可以將人帶到醫院交由精神科醫生來評估，即使他／她是非自願的。

瓊被帶到大學附設的教學醫院。作為一個訓練醫學生和實習醫生的地方，教學醫院是應有一定的醫學水準。根據她的先生所述，在瓊被救護車送到醫院後，她在精神科病房時已被藥物打昏了。

她的夫君「肯」

肯由下段的描述，說明了傳統以藥物為主的精神醫療，來處理像瓊這樣的患者的缺點，以及其中痛苦的過程。

醫院的精神科醫生自我介紹，蒐集瓊的家族史。根據由簡短的初次會談的資訊，他診斷瓊患有第二型雙極性障礙。她堅持我在會談的時候要在場。精神科醫生在與我討論雙極性障礙時，指出一些支持他的診斷的關鍵因素：她的種族和家庭史---她有兩個叔叔患有雙極性障礙，以及在她父母中有一位有藥物成癮障礙，而她的兩個兄弟，其中一個就死於藥物過量。

即使我強烈表達不同意，他仍根據雙極性障礙的診斷來處方藥物。他很有自信的認為瓊在晚間11點到凌晨1點間，每個晚上的恐慌發作，都是輕躁症。我不同意，我告訴他那個不是躁症，那是一種「恐懼的激動」。

住院的頭兩天，瓊只是假裝服用護理人員給她的藥物。在護理師離開之後，她很快的把藥物吐出來。 當我去探訪她時， 她給我看她把藥物藏在哪裡。四天後，精神科醫生認為瓊不再有自傷自殺的危險。我再一次表達不同意，但是也沒有辦法做甚麼。當瓊出院時，她正在服用藥物來減輕她的抑鬱。我確定她真的有在服用那些藥物，她只是看起來變的比較較遲鈍。

瓊持續去醫院看精神科。她對於這個精神科醫生感到極度的害怕，堅持每一次我都要陪她去。我的出現，即使我沒有說甚麼，似乎對她來說是一種安全的保證。瓊和我有時候單獨與精神科醫生見面，有時候是與他的住院醫生，也有時是同時跟他們兩位一齊見面。

唯一的治療是藥物治療。他們沒有其他的處理方式，也沒有提供其他的建議。瓊變得愈來愈痛苦，身體對於藥物也感覺到不舒服。儘管如此，她還是試試看持續服用藥物幾個月。自殺的念頭並沒有停止，即使與第一次的那個晚上比起來沒有那麼戲劇性，她還是有好幾次企圖自殺。

在出院的六個月後，瓊去找一位專門治療創傷後壓力症的心理學家。她在大多數的治療期間，都可以舒服的跟心理學家單獨在一起。當這些治療有一些幫助，每一次任何的內在壓力被釋放時，瓊會立刻面對有一些新的壓力─包括實際上和情緒上的壓力。結果是，原來正在好轉的情況又馬上逆轉。再一次，她似乎沒有得到真正的好轉，甚至治療效果也沒法持續到隔天。

在這段時間，她始終覺得疼痛。那些通常象徵慢性疲勞的促發點，也變的超敏感。這位心理學家，

在與她的創傷後壓力症督導討論後，覺得瓊過去曾經歷過許多的虐待，但是目前還太脆弱，不足以去處理。她繼續治療了三個多月。

自殺企圖在這段期間快速增加。這通常是，瓊會在行車期間試圖跳車。這些情況總是發生在突然開始暴怒前，和她表示想要讓一切都結束。我自然的將車速慢下來停靠在路邊。同時用我的右手抓著瓊，以防止她打開車門，解開安全帶試要跳出去。

因為疼痛會在接受治療性按摩後幾個小時內再復發，瓊嘗試顱薦椎療法(Cranial sacral therapy)。再一次的，在她的要求下，我在治療期間待在房間裡。當瓊在開始第三次治療前上廁所時，顱薦椎治療師告訴我，她覺得那些受虐的記憶，今天可能會出現。她說可以感覺到它在瓊的身體裡面。當這次治療開始，可怕的影像開始出現在瓊的心裡，讓她飽受驚嚇。這個情況持續超過一個多小時。治療師鼓勵她可以表達她所看到的。她在這次治療結束前稍微平靜下來，但是每一個在場的人物都被這出現的影像弄得失去了信心。經過幾次的治療，她很清楚的了解這些影像的出現對她並沒有幫助。瓊沒有辦法再繼續得到一個讓她覺

得安全的方式來處理這些影像。她對於那些影像會再出現，覺得很害怕。

經過四個月的時間，她仍持續有自殺意念和一次又一次的自殺企圖，還有她偶爾會失蹤了好幾個小時。

在這個情況下，瓊被她的家庭醫生轉介過來給我。從車禍開始到來看我，中間經過了三年半的時間。瓊在這段期間，總共看了九位醫生，大部分是處理她的揮鞭式頸部創傷疼痛。（我要在此說明，在我治療瓊的以後那幾年，她從未向我提到這揮鞭式頸部創傷疼痛。）

第一次晤談：女人和孩子

瓊來到我的治療室時，是一位衣冠整齊的專業女士。她愁眉苦臉，又很害怕，堅持會談時要先生陪著她。

看來她的儀態像一個受驚的小孩，坐著的時候不是面向我，而是倒向沙發。

她請她的先生告訴我她的經歷和現在的情況。他告訴了我上面所述的事情，瓊在旁邊有點難為情地確認先生所說的。她告訴我她很害怕自己會發瘋。她覺得反覆出現有關受到虐待的影像和伴隨著心理不尋常的改

變，讓她覺得是要發瘋的徵兆。她認為那些受虐的經驗是假的。她懷疑自己有幻覺，已是神經失常了。瓊出生在一個亞洲國家，仍嬰兒時期已來到加拿大。成長的過程裡，主要由奶奶撫養。她記得自己的父親是一個會有肢體暴力的酒鬼。他出生在富裕而且有權勢的家庭，不需要去工作賺錢。她的父親在她二十歲時過世，她的母親現正自己一個人居住在另一個城市。她跟母親的關係並很親密。瓊過去曾有一段婚姻。一個青少年的兒子跟她及其丈夫一起住了六年。她擁有兩個大學的學位，而且也成功擠身在一個競爭劇烈的事業。

她的症狀包含抑鬱和睡眠障礙。這些從她發生車禍之後一直持續不斷出現。瓊對於要去睡覺，感到很害怕。當她去睡覺時，會有入睡困難，也睡得不安穩。她主要的睡眠時間，是從快天亮到快中午，有時候下午也會睡。

在進一步的詢問下，瓊說：「我必須要保持警覺。如果我睡著了，我會沒有辦法應對下一個意外。我不能過這樣的生活。」

她看起來是過度警覺的。不安和容易受到傷害的感覺，讓她總是好像要武裝好自己來面對下一次的意外。惡

夢和反覆出現有關於她被性侵的影像，讓她感到困擾。她最在意的部分，是她感覺被這些影像給壓垮了。她沒有辦法接受這些是她的記憶，反而可以接受它們是她可能發瘋的象徵。她服用一共三種药物：

Remeron （適應于抑鬱症）、

Epival （情緒穩定劑）和

Celebrex （醫治頸部創傷疼痛）。

瓊的過去背景強烈反映這可能是一個童年曾受過性侵虐待的個案，同時我懷疑瓊可能處於解離狀態。我告訴瓊我的評估，她不是發瘋，但是她很有可能是想到過去一些不好的經驗。即使她記憶中的一些細節可能並非完全正確的，她沒有幻覺，也沒有妄想。我告訴她一些我覺得很清楚的事情：「*在妳還是孩子的時候，有發生過一些不好的事情。它們在很久以前發生。有一點很重要的事情要知道，此時此刻，妳是安全的。*」

我告訴她，不需要告訴我每一件她所記得的事情，而且也沒有必要去想起每一件事。我重新再提一次，最重要的事情，是要知道她的現在是安全的。面前跟我會談的人，似乎是心智狀態只有四或五歲的孩子。一

個小孩在這樣的年齡，可能無法在認知的層面了解我所說的。我的語調讓瓊平靜了下來。

就像是其他也受苦於心理創傷可怕的記憶和身體感覺的人，瓊並不容易回到現在 (being in the present) 她會一次又一次，持續的被拉回過去，重新再經歷早期創傷。這樣的結果是，她會持續不斷的遭受無法控制也無法抵抗的情緒回閃。

瓊需要去學習如何體驗以及抓住此時此刻所感受到的安全感，而不是反覆被創傷記憶所擊垮。

再詢問幾個問題後，我跟她和她先生說，她沒有罹患雙極性情感障礙，也不需要情緒穩定劑。然而，我給她一盒 Zyprexa[6]。我建議她可以使用盡可能最低的劑量，可能在記憶侵擾得太強烈時，可以為她和她先生提供一個短暫的喘息。我的建議是，可能只要使用一半的劑量，只有在記憶瞬間變的難以忍受時才使用。跟很多受到虐待經驗的患者一樣，瓊失去了感覺到安全的能力。她甚至失去了，關於安全感像是甚麼樣子的記憶。顯然，那些令人苦惱卻反覆出現的影像，跟過去受到的虐待有關連。我們的挑戰是要幫助她能夠辨認、處理並且化解過去的創傷，而不是再一次讓她受到創傷。經過接下來三年的時間，我協助她了解，不是只

6譯註：這是一種**抗精神病藥**。

有在我的治療室裡而先生在旁邊陪伴時是安全的。她也可以將安全感帶出我的治療室，進入她每一天的生活裡。

有些精神科醫生可能會有疑問，與這個在我的治療室看起好像四到五歲的孩子講話，會不會鼓勵她停留在這個退化的狀態。如果以安全感和建立療癒性的治療關係來說，我的經驗告訴我最好的評估創傷記憶方式是聆聽這個聲音，不管她目前是一個退化的孩子或者是一個解離症者的其中一個交替人格部分。只有進入她內心世界，才能爲她醫治。

事實上，瓊正受「複雜型創傷後壓力症」所苦，表現出來的特徵是「戰鬥或逃 (Flight or Fight)」的生理激發和被闖入的創傷記憶所促發。一般人有時會有第三種反應出現:「戰鬥,逃跑或凍結 (Fight, Flight or Freeze)」。她也會有時有很長的一段時間在早上會動彈不得，抱怨她自己手指和四肢都不能移動。從人類進化過程中，爲了適應生存,人類通過將創傷經驗引起的高度的情感轉化爲生理反應。 這與普通與外存記憶不同。記憶是保存在身體的體驗中。

生理上來說，早期創傷的經驗刺激了腦部，影響內存編碼和解碼。當創傷記憶和與此相關的身體狀態重新出現時，當事人會真實的經驗到在他們的身體裡，重

新又再度經驗創傷。因為當他們的身體於此時此刻有這樣的反應，他們沒有辦法了解到創傷其實是發生在過去。病人通常會表現出怕的動彈不得，有迴避的反應。

我認為瓊的外表看起來像是受到驚嚇的四、五歲小孩。這可能是一種退化（regression），也可能是一個交替人格部分的表現，她講話、表現、思考像一個小孩。瓊是否有明顯的解離性身份障礙，在未來的療程裡會變得更明顯。至少目前為止，一切還沒有基礎，也不需要匆忙地去做一個確診。

第二次晤談：秘密觀察者

在我看來，瓊決定回來第二次晤談是需要很大勇氣和強大決心。這件事情對她來說是有風險的。從她的觀點來看，這可能會開啟了通往她不願意相信的、痛苦的過去的閘門，或者可能導致她自己所聲稱的發瘋情況、被關起來。

再一次，她由丈夫陪同前來。她堅持要先生留下來，在椅子上儘量遠離我。她的眼睛半閉，她像一個害怕的孩子一樣哭泣。

受到心理創傷的人，尤其是幼年受虐的受害者，需要更多的保證，以讓他們放心下來、感到安全。我謝謝她回來會診，我告訴她這麼做是很勇敢的。我再一次跟她保證，在我們的晤談中，我不會要她重新回想她整個過去的創傷記憶。我強調我相信她正在記憶的邊緣，但被困在過去只會導致目前的痛苦，這些痛苦是不需要的。這個干擾了她的生活，而這個干擾正是我們需要處理的問題。(我相信她一定明白我這種保證，令她安心回診。)

瓊在椅子上捲曲。她抓抓她的頭部，說她的眼睛在痛。經過短暫的停頓後，瓊突然的坐直起來，瞪著我，宣稱她認為我什麼都不知道。

像一個膽小孩子的瓊消失了。她的坐位上是一個完全不一樣的人，有著不同的姿勢、情感、說話方式。我感覺到我的背脊有一陣寒意，就跟我每次遇到一個交替人格（alter）第一次出現時的情況一樣。

我問：「你是誰啊？」

她心情很不好的回答：「我不打算告訴你。」

我問：「你不是瓊，對嗎？」

瓊點點頭表示同意。

「我想要知道妳的名子，因為妳顯然很重要。我可以怎麼稱呼妳，像是安妮或是貝蒂？」

她立即的反應是嘲笑，「這表示你甚麼都不懂。」，她把雙手交叉在胸前。

「妳為甚麼這麼說呢？」

「我是一個男孩！你連這一點都不知道，你真笨。」

這個「男孩」突然出現，是我過去所經歷過交替人格在晤談中出現最有戲劇性的一次經驗。我毫無疑問地將這個「男孩」視為一個「自我解離的部分」

（dissociated part of the ego）。

人格的部分「交替人格」通常出現在比較後的晤談中，很少像這個第二次晤談就出現。為甚麼這個交替人格這麼快就出現了呢？

我是否有在無意中做了甚麼，暗示造成讓這個人格的出現？令到這個受驚而脆弱的女人引發了一個這樣的人格？我相信先生在她的旁邊對她是一種安全的保證，而我平靜的態度，讓她可以感覺有足夠的安全感，在我們面前顯現她最深層的秘密。

然後我問：「可以讓我知道你的名字嗎？」

他說：「我沒有名字。」

「你的工作是甚麼？你在此跟瓊一起，一定是有你的任務。」

男孩明瞭此點，不疾不徐地回答：「我是秘密的觀察者，我的工作是確保沒有人說謊。」

「那麼我可以稱呼你做秘密觀察者嗎？」

他不喜歡，所以我建議用 SW（Secret Watcher）來稱呼他。他同意。接著我就跟他 SW 聊了一會。

我問他年紀多大，他答說五歲。我問是否還有其他人在裡面。他的臉部表情好像又要說「你真笨。」

SW 接著說他是他們裡面最勇敢的一個，他不怕出來。他說沒有人知道小時候，他喜歡跑來跑去玩「牛仔和印地安人」遊戲。他說每一個人都以為瓊是一個男性氣質的女孩，但她不是，那其實是 SW。他說當大人對於他所做的事情感到生氣，像是打人或是打翻花瓶，他就會消失，讓瓊被罵。他說他不喜歡和不相信大人。

我詢問 SW 他是否相信肯，我指向瓊的丈夫。SW 立刻回答一個大大的「不」，說因為他很討厭小男孩。

我問：「那我呢？」，SW可能只得五歲，但是這一次我得到成人般的回應，他慢慢地回答：「我會先觀察一段時間看看。」。

接下來，就跟他突然出現一樣，他說他累了要離開了他就消失了。

瓊滑進了椅子的深處，閉上她的眼睛約30秒。我保持沉默，然後她變了。她張開眼睛，用她害羞的聲音說她需要去上廁所。當她離開治療室，她的先生和我兩個人無言的對望。經過了一會兒，我問她丈夫「肯」，是否覺得我直接或是間接的做了甚麼暗示，促發了瓊的交替人格部分出現。他告訴我,我確定沒有。

當SW出現時，我認為最重要的事情是保持安靜，來保持這個空間對她溫暖的支持，允許任何事情發生而不加以批判。詢問關於SW的出現，或是說任何可能被誤解為攻擊或是不相信。

至當時為止，我只有與瓊花一個多小時在一起，就是幾天前的第一次晤談。因此，仍然有一些令人困惑的問題，特別是，為甚麼SW從來沒有在醫院中精神科病房的醫生護士或其他瓊曾經見過的精神健康專業人員面前現身。

其實很多因素可能會影響交替人格部分出現，可能是環境中的一些東西，亦可能是一個促發的字詞或是其

他一些線索，就像在後面第四章萊拉的病史裡面所描述。

我很清楚的看到，SW已經完成他對我的評估。他決定在我面前現身，可能是因為我設立了一個安全的地方，而且她丈夫肯對於瓊來說，是一個外在的保護者。這些狀況匯集起來，建立了足夠的安全感，讓瓊的解離性身份障礙系統願意冒險將他們最深處的秘密展現出來。

我總是假設我的病人可以像讀一本書地看透我。在會談過程中我需表現得開放、保持尊重的好奇，這會促成一個可能比在醫院中精神科病房更強的治療同盟關係。醫院病房隨著輪班不斷改變的工作人員，對病患者是沒有安全感的。

SW一開始出來和我講話，代表解離性身份障礙系統的主人格和交替人格部分覺得讓我跟SW見面是安全的。通過這種方式，他們提供了讓我跟這系統直接對話的機會。儘管交替人格部分的觀點可能反映出他們的情緒發展或者他們被分化出來的年齡，但這並不一定反映出他們的智能。

有一些精神科醫生可能會考慮直接「喚醒」患者，要求她不要玩遊戲，扮成一個小男孩而不跟SW溝通。如此缺乏耐性，很可能會馬上關掉跟患者交流最重要

資訊的大門。在大多數情形下 DID 主人格會完全不知道交替人格之存在。

當瓊從廁所回來，她再一次的沉到了椅子裡，用看起來很疲倦的樣子嘆息。我問她覺得如何，她告訴我她已覺得經筋疲力盡了。我問她是否記得我們剛才 20 分鐘在談甚麼。她回答不記得了，這次的晤談感覺很模糊，她實在記不起任何事情。我溫和的告訴她，剛有一個小男孩在這裡說了一些事情。他自己叫做「秘密觀察者」，我跟他有一個很好的對話。

瓊保持沉靜，並在思考。

因為我知道我見到了一個真實的解離症，我假設還有其他的交替人格部分在裡面。我認為在內在的每一個人格都可以聽到我們說話，我要他們都知道我關心他們每一個，而且我要教他們如何才能感覺到安全。我後來從她先生那裡得知，她離開我的治療室後問她先生確認是否真的有一個小男孩出現。

對於瓊來說，她知道在身體裡有一個小男孩冒險出來跟我講話，一定很震驚。但我不想要對她隱藏這個秘密觀察者的出現。我相信是他們互相認識的時候了。

療癒和整合的第一步，是消除將破碎的人格分開的記憶屏障。

起始的治療計畫

我得知瓊許多的交替人格部分有嚴重的創傷後壓力症症狀。她受苦於許多的回閃，大部分出現在晚上。因此，我專注於讓她處理創傷記憶的方法。跟許多解離性身份障礙的病人一樣，她的主要的問題是與創傷後壓力症相關的過度警覺和嚴重回閃。

在一開始的階段，我考慮一些治療技巧，包括催眠、情緒取向治療（Emotional Freedom Technique）及/或眼動減敏（EMDR）[7] 或其他新療法。這些技巧是有時候可以用來鬆動交替人格部分的病態聯結。這是創傷記憶與這些記憶相關的生理激發的病態聯結。但因為大部分的交替人格部分太年輕，不適合讓我來施行這些技巧，我決定用一個簡單的方法，就是僅跟交替人格部分交談，同時以臨時出現的材料為基礎來工作。我讓瓊的系統自己決定——由內在評估急切程度——在每一次的晤談中誰人 (那一位交替人格) 有甚麼需要 來處理。

---

[7] DID 患者通都有很高的可催眠性（hypnotisability）。文獻上已有很多關於在治療 DID 中使用催眠的記載。催眠有時候可能幫助到治療師。無論正式或非正式地使用催眠，有時可以有效幫到患者感受「當下」的安全感。將催眠用於此，而非用來探究過去，是避免造成再度創傷的關鍵，也能維持治療情境之安全。EFT 和 EMDR 都是透過再新處理（reprocessing）來改善一些心理經驗的情緒成份之方法。

我與瓊每周晤談一次，每次兩小時。重點放在讓瓊學習穩定和感覺安全。*我的座右銘是「慢慢來」*。

「慢慢來」是減少再度受創傷風險的關鍵。我跟這個系統強調，每一個交替人格部分都很重要都需要被尊重。許多交替人格部分都有出現，在我的治療室裡，還有在晚上與她丈夫「肯」互動。

與多重人格有關的問題

SW出現在我的治療室，在肯在場時與我講話後，其他的交替人格部分與SW一樣，開始規律的每天晚上在家裡出現。他們的出現表示一種信任和對於這個系統的自信。然而，他們的出現，有時候是激烈和困難的，因為他們自身帶著未處理的創傷。我不能建議肯去忽略這些交替人格部分。這個舉動會傳遞一種不認可和被拒絕的信息。

與受到創傷的交替人格部分建立治療同盟是必要的，但是必須要認識到他們可能因為他們害怕被否認而保持隱藏起來。甚至更糟的是，害怕他們所握有的記憶會被否認和打發掉。這樣的害怕是很根深蒂固的，因為施虐者總是會強加給受虐的孩子一個印象，就是沒有人會相信他們。對於瓊和肯兩個人來說，看到這些過去隱藏起來的事情，會有相當程度的不安。肯學著與這些交替人格部分相處時，能夠表現合宜。

每一個交替人格可能都會有它自己的意見，這些意見通常會與其他的交替人格或是主人的意見不一致。正如人們所預想的，在瓊的內在世界，這些交替人格有許多的衝突。日常功能因為這些不一致而陷入了僵局。一旦被刺激起來，假設是因為車過後疼痛所促發的，瓊的內在世界變的混亂，就好像是這些交替人格間的一場內戰。有時候一個交替人格部分可能會憤怒到想殺了另一個，也有些時候，一個交替人格部分可能樂於摧毀內在的每一個人。常常會有一個想自殺的交替人格部分會覺得，自殺對於所有人都好，包括對肯、她的兒子、和所有她知道的人。

這些交替人格部分對於瓊生命中的重要的人 significant others 也有很不一樣的感覺。有一些交替人格部分會對肯產生感情，而且會很愛他，但其他交替人格會對他感到生氣，有各種理由來挑剔他。有一些會對於瓊的兒子感到憤怒，希望他離開。

瓊的先生每天晚上要跟不同的交替人格部分相處好幾個小時，有時甚至會更久。許多交替人格出現，只是想要對方知道自己的存在。其中有一個是 80 歲的老人，喜歡冥想和誦經。另外一個是 40 歲的男性，會喝酒鬧事，有時候會打瓊（自己）巴掌。還有三個姐妹，年

紀大些，會記得過去的事件並且幫瓊保存起來。他們就像是一個特定的記憶庫。

我不想太詳細描述這些交替人格們，我只在我的治療室介入處理這些交替人格所呈現出來的問題。我相信她的整個系統可以明智地先提出最重要的問題來處理。我假設這些交替人格都曾經一度，或者到現在還持續，在這個系統中擔當著重要的功能。

我與瓊相處的時間裡，她因為申請關於車禍理賠，接受另一位精神科醫生的評估。這位保險公司醫生不相信瓊因為受到這件車禍有疼痛和其他任何負面的心理影響。

值得注意的是，在他的評估中，完全忽視了孩童交替人格的出現。他請瓊做了系列減七法，從100開始依序減七：100，93，86等等。丈夫「肯」在門邊等待，告訴我瓊在做減法時用她的手指數數。當瓊這樣做時，這位精神科醫生提高了他的音量，要她不要做出像孩子一樣的行為。這影響了他的報告，以為她為了賠償金誇大了她的殘疾。

有一位交替人格，「復仇者」，對於這個保險評估有很激烈的反應。當瓊不被相信時，她覺得被出賣了。這位「復仇者」憤怒地抱怨：「我一定要讓這個醫生的家人受苦！」

當保險公司結案時，這位「復仇者」仍然很憤怒。「復仇者」怪肯讓邪惡的人無罪開釋。邪惡的人在這裡指的是那位做評估的精神科醫生。跟往常一樣，當這位交替人格在晚上出來時，瓊的先生要來應付。在我們做治療時，我忙於跟其他的交替人格處理他們的議題。我沒有直接的跟「復仇者」碰過面。

創傷記憶動盪時的相關問題

一旦治療開始，瓊開始體驗到身體的疼痛完全與車禍無關。疼痛似乎與過去所受到的身體虐待和性虐待有更多的關聯，而沒有揮鞭式創傷所造成的軟組織受損或是慢性疲勞症候群。她體驗到在陰部以及陰道的疼痛。瓊在她的前額，有一個皮膚的傷口，因為不斷的去抓而皮開肉綻。背痛和肩膀痛在我們晤談中從來沒有被提及。

瓊的先生通常在晚上11點到凌晨2點，忙於處理各個交替人格的出現，以及他們所重新經歷的過去創傷。根據其中一個交替人格所述，這個時間是過去反覆受到虐待的時間。有時候，瓊了解到惡夢中的害怕和疼痛不是一場夢，而是過去真實發生事件的記憶片段。

經過在我治療室中很累人的晤談，瓊常常在接下來的一天當中都有點「困惑」。

另有一位高警覺的交替人格部分在晤談後，跟我堅持說他／她的功能是「繼續警覺」。「透過小心觀察來評估一個人是否值得信賴」。她不是 SW。她要讓瓊避免在肯打鼾之前睡著。這是第一次肯明白為甚麼她總是要等到肯睡著之後才能闔上眼睛。

在接下來的幾次晤談後，特別是在頭幾個月，瓊想要出去走走。肯會把車停好，然後一起去海邊走走。瓊總是會慢下來，抱怨在右眼後方的顳側疼痛，接下來會有一個交替人格跳出來對著肯發脾氣。在表達憤怒之後，這個交替人格通常會說他們很累，現在需要離開了。當他們這麼說的時候，他們就消失了。瓊會重新再出現，總是會有點迷茫。在散步時所出現的交替人格們，從來沒有在與我晤談時出現。很明顯，治療的過程其實並不只侷限在我診所晤談的時間裡。

事實上，肯待在治療晤談裡，從沒有對這些交替人格提出申辯，加上治療的活化效果，讓交替人格部分有機會來直接表達他們的意見。散步似乎也提供另一個機會，在晤談之後小睡一下，讓瓊有進一步鞏固治療的收穫。交替人格部分也持續的對於出來參與感到自信，而不需要隱藏，因為肯了解到他的角色就是單純

的聆聽和見證——而不是來為自己辯護。丈夫「肯」的任務是很特別困難的。

瓊開始想起愈來愈多有關於虐待的記憶，內容常常是極為暴力的。這些記憶是自動出現的。我持續的嚴守另一個，我在很久以前與解離性身份障礙患者工作中所建立起來的準則：

絕不要詢問病人他們創傷的細節。

這當中有兩個很重要的理由：

第一，避免再度受創傷。

第二，治療師過度熱衷追問細節，可能會造成易受暗示的患者產生假的記憶，無意識中為了來取悅治療師。

「5%規則」

我將「5%規則」介紹給瓊。我建議一個交替人格部分應該將他們實際記憶的痛苦，限制在5%，透過這個方式來避免被痛苦所擊垮。5%似乎可以奏效，因為這設定了一個容忍的界限，不論這條界限是否虛幻的。這是一個高度暗示的指示。5%的概念很簡單，就是作為

一個概念上的框架，來使疼痛以可以控制的方式來分配。在這個概念的框架中，如果情緒太強烈，我可以鼓勵情緒限制在原始強度的2%。這進一步的指示，成功的用來限制重新收集創傷在可以操作的程度。

創傷是非常強烈的，就算經過四十年的時間，似乎也很難稀釋其強度。可是，一些小技巧仍然能發揮作用，有所幫助。

在晤談外的問題

每天遇到的現實狀況，充滿了對於瓊的阻礙。許多的事情干擾了治療的進度。她那青春期的兒子做出一些衝動的行為，這個無可避免的情況，讓這個家庭在過去的幾年間動盪不安，伴隨著正常青少年成長會遇到的痛苦。儘管她比較少參與事業，肯仍設法讓她的事業能夠持續下去。

在晚上，肯會遇到許多的交替人格部分，有一些比較會暴怒，其他一些只是單純的很害怕。自殺的威脅則是在一開始的階段持續出現，但逐漸緩和下來。SW也變得比較快樂，他對於先生的憤怒消失了。SW跟瓊的孩子有更多衝突，比跟瓊的先生的衝突更多。許多新的交替人格部分持續出來讓我們認識。

交替人格部分每個晚上出來對肯表達他們的意見後，肯會提醒他們注意現在的安全，強調我在晤談中所教的。瓊往往能很快便睡著，即使沒有服藥，有時甚至比肯更早睡著。在白天，瓊開始有一種對生命有重新掌控的感覺。她也重新開始直接接觸她的事業。

在治療室中的治療儀式

在我們每周的會面，她總是堅持她先生要一起坐在治療室裡。在一開始，我嘗試接受這樣的情況。隨著時間的經過，我發現我需要他來「翻譯」她模糊不清的喃喃自語。他同時也需要告訴我，晚上出現交替人格部分的樣子。在接下來的三年半，除了有兩次他必須要出城，其他的晤談中，瓊都在肯的陪同下進行，在我治療室裡接受治療。治療幾乎總是與交替人格部分進行。

我們很快便建立了一個慣例。瓊會到我的治療室，滑入兩把椅子中，我要把兩把椅子拉在一起，做成像是嬰兒床的樣子。她躺在那兒雙眼閉著。她的腳被塞在下方，用毯子蓋住她的腿。這樣的生理設定是來自於，我嘗試想要讓她覺得舒適。這個是與她的願望有關，而非我的指示。我僅僅是跟隨她的指示，怎麼做才讓她可能感到舒適和感覺安全。

除非SW或者其他憤怒的交替人格部分出來談話，否則瓊總是在椅子上捲縮。在徵求過她的同意後，肯會讀他對話中所做的筆記，告訴我上個星期晚上與不同交替人格部分的對話。她偶爾會打插，發表一些評論，確保他在傳遞這些對話的正確性。

肯總是在詢問過瓊這些筆記是否完全正確後才結束。這樣做確保她了解到，她對於溝通的內容可以掌控，和溝通確實有被聽到。這也代表肯沒有辦法在這裏面，穿插他自己的評論。他的角色被限定為一個記錄員。他沒有為自己辯護，也沒有情境解釋，無論交替人格部分可能因為甚麼原因對他感覺到憤怒。事實上，這個是維持晤談安全性和整合性的關鍵：他們是為了瓊的療癒，而不是婚姻輔導。

瓊很早就開始出現一個自己摩擦她太陽穴或是碰觸她眼睛的儀式，這些代表立即要進入交替人格部分。一些交替人格部分需要個別治療。他們每一個人有一個特別的功能與創傷經驗連結，需要被處理。從瓊的先生所提供的報告裡面，我只有與那些我已經有讀過報告的交替人格部分工作。交替人格會評論、確認、或是修改那些報告。我接下來會跟他們每一個，所帶來的特別的議題來工作。我在每一次的晤談，通常會跟兩至三個交替人格相討面談。

我向瓊的解釋是，事實上是所有的交替人格部分，他們一起形成了一個系統。我指出這個系統，以高度警覺的方式在運作，多年來在她持續處於一個危險情境下保護著瓊。是時候讓這個系統重新評估瓊的新環境，這個與過去非常不同的環境。各個交替人格部分不需要再躲躲藏藏，也不需要再持續處於過度警覺的狀態。現在是時候，讓每一個人一起工作，就像一個團隊一樣。現在是時候開始彼此分享和溝通。我也告訴她，為了要療癒，她的治療需要像是訓練一支世界盃足球隊一樣。如果沒有這樣的高度專注在療癒的目標上，這些困難仍然會持續。我強調我知道所有交替人格部分可以聽到我所說的，即使他們沒有出來也沒有講話。我重申我關心他們之中的每一位，也欣賞他們以自己的方式，來幫助這個系統生存。我提醒他們，即使他們沒有需要處在極度警覺的狀態，他們的持續觀察，關注和守衛都是很重要的。

瓊在每一次的晤談結束都會睡大約 15 分鐘。她的先生和我會到另一個房間，喝點咖啡，討論一下在晤談中以及在家裡所發生的事情。這樣的慣例會在她起來去上廁所的時候結束。在那個時刻，她的先生和我會回到我的治療室等她回來。

我相信瓊在治療室裡睡著，給她一些時間，來鞏固她在晤談中所學到的。我也刻意的，在我的治療室裡創造了一個空間，讓她能夠安全的休息，把她自己捲起來，包在毯子裡。這讓瓊可以透過主動將安全的語言訊息，轉化成生理和它原本所代表的意義，去處理過去的創傷。

她對於睡眠的選擇，是因為知道一個關愛她的人（在這裡指的是肯）會在她需要的時候出現來保護她，給了她所有受到傷害的小孩所尋找的、撫慰安撫的經驗。留她獨自一人，看起來沒有做過甚麼，對於瓊來說是有高度治療的作用，讓對於交替人格部分治療的強烈經驗可以溫和地轉化。這樣的儀式有幫瓊學習去克服身體上的困擾及創傷後壓力症症狀的觸發。

瓊的丈夫作為一個準治療師

有些最困難但也最為重要的療癒進展，發生在肯和瓊一起在家的時間裡，而不是在治療室裡發生的。肯藉由在我的治療室裡陪伴她一起晤談時，這位很有天分的配偶很快學習到怎樣促進療癒。我要求他要接受這些交替人格部分，去承認他們的存在，知道他們的名字、年紀和他們在系統中的角色。很多交替人格逐漸現身來讓我們了解—表達出他們的痛苦和對於獲得安

撫的強烈需求，其中有一些交替人格部分只有出現過一兩次。

我發現會陪伴在解離性人格患者身邊的伴侶，通常是比較仁慈，懂得關心和理解別人的（但也有可能是很虐待的），而不會利用他們的脆弱。當治療師每週無法給個案超過一、兩個小時，伴侶就像是一個準治療師，有能力每週提供交替人格部分好幾個小時的關注，來協助他們化解創傷後壓力症。加上一些來自治療師的協助，伴侶直接且適當地接觸交替人格部分，可以成為主動的治療夥伴，也是復原路上一個主要的支持。最重要的是，伴侶有能力，透過非性的親密與接觸，以生理上的方式來撫慰患者，例如輕輕地擁抱。這是安撫患者最好的方式，就像是安撫孩子會做的。然而，這並非治療師可以做的事。

當混雜了伴侶和治療師的角色，會有一些有風險的狀況發生。我還在思考讓伴侶在家裡作為準治療師，是否可以推廣給其他的患者。這是我經驗中唯一的一個例子，默認讓伴侶在家作為一個準治療師。在那個角色裡，肯做了很多很高強度的治療來協助療癒瓊。這個情況不可避免，因為交替人格部分會在一個充滿真誠的愛與仁慈的環境裡出現。

我再說，丈夫「肯」的工作是非常苛刻的。是一般人不能做到的。

治療的流程

一次由她先生所記錄中得到共識，在瓊身體裡面的交替人格部分，總共有39位。然而，在治療室的晤談裡，我只能跟其中有限的幾位需要我幫助的交替人格部分接觸過。即使我假設所有的交替人格部分因為某種原因都在那裡，可能僅僅只是來平衡系統裡的權力，沒有造成問題的交替人格部分在治療期內可以出現。我專注在教那些比較受驚的交替人格部分，或者最影響生活功能的，讓他們可以適宜地活在此時此刻，與其他的交替人格部分一起合作。這個工作，需要敏感度和耐心，比它所聽起來的還要複雜。

對於受到創傷的人來說，害怕危險是無可避免要去克服的障礙。他們必須練習去與當下的安全感重新做連結，一次又一次的學習，他們會發現，當他們試著把過度警覺的防備放下，也不會再有壞事發生了。

此同時，交替人格部分的功能，若果不是處於平衡的狀態，需要被欣賞而且被維持來確保如果有危險發生的時候，交替人格部分的保護性特質可以立即來發揮。

這樣的目的，是要建立一個適當於目前狀況的警覺程度，而不是與過去創傷緊緊相連的過度警覺。

有一些有保護性質的交替人格部分，被SW很清楚的將他們表明出來。此外他也擔任秘密觀察者，評估主人格所遇到人們的安全性，也同時擔任主動的保護者。在一些早年受虐的經歷中，他成功的強迫瓊反覆用頭撞地板來停止這些虐待。他以這種方式，嚇倒了施虐者。SW發覺施虐者想要避開與醫院、警察或是其他的政府機關有任何接觸。打瓊的臉是一種可以來嚇阻施虐者的方式──若瓊住院可能會引起政府機構對於虐待的注意。

治療性的對話應該要適合交替人格部分的年齡。跟其中一位交替人格部分──茱莉亞──對話，我是對著一個四歲的孩子，用著簡單幼稚園的語言。我溫柔的握住她的手，用輕柔的方式與她對話直到她了解。當然我一直都知道茱莉亞其實是一個有經驗的、老練的、有兩個大學學歷的成功企業家的其中一個人格部分而已。有她丈夫肯在旁邊,讓她確保這種親密的握手不會被誤解。

當反覆的向這位非常年輕的茱莉亞再確認，所有的痛苦實際上都發生在過去。我持續將她喚回現在──用一個非常簡單，具體適合她年齡的方式：我讓她看看

治療室的外面,從那裡她可以看到一個當地的地標,同時也教她地理實境:我的治療室距離虐待所發生的地方有數千里;另外,我也提醒她當下的時間,以強調現在離她被虐待的時間已有數十年了。我鼓勵她慢慢意識到施虐者已經不在身旁了——因此,她如今已經是安全的。[8]

隨著時間過去,以一種正面積極的方式,建立一個安全的環境,並在這個竄出環境中慢慢處理創傷,慢慢正面地結合起來,得到正面的效果。然而,在剛開始不久的時候,茱莉亞在晚上仍會瘋狂的晃動身體和抓傷自己,重新經歷著過去強烈的創傷。她被困在反覆出現的創傷後身心反應之中。這些模式彷彿是非常根深蒂固的,到了如此深入的程度,讓她很難脫離它們的束縛。在一次又一次的晤談中,一遍又一遍,我反覆地跟她保證,過去已成過去了,現在我們可以來到此時此刻,今天,在現在的燈光下,在這個房間,在這個城市許多個夜晚,彷彿活在四十多年前之過去的茱莉亞,仍會很激動地把自己抓到流血。

當茱莉亞重新體驗到創傷經歷的身體記憶,她會在家裡長時間坐著,搖晃著自己的身體。幸而,瓊那足智多謀的丈夫有能力用一些獨特的方式來安撫她,而這

---

[8]編者按:這種幫助個案回到當下、重建安全感的方法,稱為 grounding technique。

些方法是我作為她的精神科醫生不能做到的：譬如，跟她一起躺在床上，彼此之間持續夾著一個枕頭。

肯可以藉由把瓊的頭放在他的胸口，讓交替人格部分可以聽到他穩定的心跳，幫助他們冷靜下來；有時候，他也讓交替人格部分感受到當他平穩的呼吸，以及他胸口起伏的規律這些通常能讓身陷在痛苦的交替人格部分，慢慢得以減緩其強烈的生理反應。透過這個方式，交替人格部分可以學到如何在生理上再一次有安全感。很明顯的是，精神科醫生不可能使用這些程度、以身體為主的安撫策略。

處理回閃的症狀時，我們並不需要專注於那些創傷或虐待的具體細節。我專注於讓茱莉亞有能力可以活在此時此地。重要的是，在原始創傷經歷發生幾十年後，她現在的感覺是怎樣。我清楚對每一個交替人格部分說明，歡迎他們告訴我有什麼要我幫助。

作為一個主持人，當交替人格部分告訴我他們的故事，我的任務是保護他們避免再度創傷。當我感覺到有需要時，我會讓他們停下，告訴他們今天到此已很足夠了。我會引導他們回到此時此刻，帶他們將注意力放在透過我診所的窗戶所看到的一個橋樑景觀，或者是讓他們專注於自己的呼氣和吸氣。

在往後的治療晤談裡，一些不同的交替人格部分在診所裡現身，但是他們大部分都出現在家裡。在她先生所算及到的39個交替人格部分之中，其中27個在前六個月的治療過程中就讓我們知道了。這個多采多姿好像家庭小組[9]包括了好幾位年紀介乎三至十歲之間的，另外有一些嬰兒，有幾位是二十多歲的，當然也包括已經在前面有提過的年長的男士和女士了。

雖然大部分的交替人格部分是由肯來處理，我專注於在系統裡最活躍的七、八位交替人格。透過傾聽和提供理解、支持和安撫，我可以糾正一些錯誤認知而不會讓他們感覺到害怕或是覺得自己的見解被否認。一次又一次地，慢慢地，我將他們帶回當下的現實之中。所有的交替人格部分都帶著極端的情緒，但是在瓊的生活裡，似乎只有少數在他們的功能裡，會造成傷害多過於幫助。舉例而言，一位交替人格部分從來沒有財務方面的安全感，必須堅持她持續面對著破產的威脅。由於我知道她的事業相當成功，我問那位交替人格要有多少錢才會覺得安全。她說她需要在銀行有三千五百萬，她才開始可以感到安全。肯之後跟我說，這個數目相當於每位交替人格大約需要有一百萬。

---

[9]編者按：這裡的意思是內在家庭、內心的家庭。

一個整體的結果是，交替人格部分情緒強度減弱了，他們尖銳的菱角也隨著時間變得平滑，而且他們性格堅固的確定性也變得軟化。儘管如此，他們仍然保留他們被創造出來的功能：多疑的交替人格部分繼續小心注意，抑鬱的交替人格部分在對抗過度樂觀的粗心大意。兩組都變得更務實，也變得更能承受生活中的沉浮波折。嚴厲責備的交替人格部分，變成組織者，負責維持記律，同時不會再感覺被強迫去折磨和摧毀那些她認為軟弱的交替人格部分。

因為SW的能量、勇氣和內在的力量，他成為一個有非常高價值的資源。他是知道或是聽說過其他大部分交替人格部分的一位。對於有一些最脆弱的交替人格部分因為他們的記憶和痛苦而正處於崩潰的危險，SW有時候可以預早提出警告來。

SW相當有特色，他喜歡高速駕駛和炸雞，他有時會直言不諱地批評和生氣，以及扮演一個積極的角色讓其他的交替人格部分對治療更有自信。他顯然有一些語言技巧，也比一個五歲的孩子懂得更多，但是他堅持不能在日記中寫下任何事情，因為他太年輕了。看到他對肯和我的態度柔和下來，也是令人欣喜的。漸漸地，他的不信任減少了，憤世嫉俗也減少了，甚至似乎不再需要去表現為一個明顯與別不同的個體。

治療的總結

當瓊開始了治療,她的抑鬱緩慢但穩定地消減。在開首幾個月內,自殺的意念變得不那麼強烈。自殺企圖的次數也減少了。這是清楚可看的,正確的治療有著確實、快速和正面的效果。僅管如此,有時候,因為電視記錄片或是電影難免會引起回閃,內在的危機仍然會出現。

瓊的主人格相比,我花了更多的時間在她的先生和她的其他交替人格部分上,這位女商人的主人格從來不需要我任何幫助。當我有機會跟主人格談到治療的總結,我發現她口齒清晰、見多識廣和聰明。在與我結束治療的一年後,瓊代表加拿大到歐洲所舉辦的國際會議。

藉著她配偶的幫助,自她開始來看我之後,她逐漸安心回到工作。在結束治療前,她已經回復到高社會／職業功能。這個內在的大團體通常表現像是一個相當有效率的公司。它對於孩童的交替人格部分設定了一些規則:他們不要進入工作的場所,但是他們晚上可以出來玩或是把屋子弄得一團亂。在工作上,他們偶爾需要表現出一個自信的交替人格部分,可以用適合

的自信方式來負責。她的同事不會認為看到這個交替人格部分很怪，反而對於她的能量和組織效能印象深刻。在治療結束後，瓊可以整天工作。

多年以後——在我退休六七年後——我在瓊的辦公地方附近遇到了她和她的先生。我們稍微聊了一下。她很有風度，看到我顯得很快樂。她的事業蓬勃發展。她的先生看起來很快樂也很放鬆。她完全沒有需要用任何药物。

稍後，她的先生得到瓊明確的許可，可以與我見面，讓我得知這幾年之間她經歷了甚麼事情。她的內在世界，因可怕的早期創傷而破碎，沒有辦法在我們一起的那段時間裡透徹痊癒。然而，如果高社會功能代表心理健康改善，瓊的進展的確很令人感到驚喜。做出正確的診斷以及正確的治療是這個結果的關鍵。透過心理治療來處理核心的創傷，她病態的抑鬱得以消除。

這個個案很清楚地說明，如何仔細聆聽患者，以及與握有創傷記憶的交替人格部分做連結，從而幫助解離性身份障礙患者處理創傷。如果注意力只有放在抑鬱或是揮鞭式創傷疼痛，這些會隱藏真實的狀況，瓊會永遠沒有辦法變好。我對於發現她變的享受美好的婚姻生活、她的專業、和她去其他國家出差或旅遊，感到欣慰。

有些人可能會問，對於交替人格部分的有效治療，是否真實的療癒。我對於心理治療對瓊的幫助很有信心，幫助她度過成年生活中最混亂的其中一些時間，讓她可以跨越痛苦、抑鬱和障礙。

治療的關鍵

很值得一提的是，這個患者的揮鞭式創傷疼痛所代表的生理疼痛，似乎是她抑鬱的癥結。這讓她尋求許多正統和另類治療。在她與我的整個治療療程中，她從來沒有抱怨過揮鞭式創傷疼痛。在我們的晤談中，她所提到的痛，很清楚都是跟受虐有關的。

事實上由第三方所驗證，車禍所造成的揮鞭式創傷，似乎滿足了瓊表達痛楚讓人了解的需要。可以很合理地假設，跟那些握有創傷痛苦之身體記憶的交替人格部分直接接觸，揮鞭式創傷有關的疼痛不再因為主人格的困難而被需要。一旦交替人格部分了解到，他們被傾聽、被尊重、被認為是有價值的，他們便不需要去以確認現在的疼痛作為尋求幫助的藉口。

這對伴侶的參與，是這個個案中很突出的一個特點。對瓊來說，這是非常正面的，我們沒有辦法假設所有解離性身份障礙患者的配偶或伴侶，都可以有這種程度的穩定性和慈悲。治療師提供建議時，必須考量配偶

伴侶的正向與負向的特性，判斷是否適合或如何在晤談時間以外支持患者。

第二章　解離與多重人格障礙之簡介

解離（dissociation）這個名詞從十八世紀晚期已開始就被使用，涵蓋一些心理功能範圍，從正常的到病態的，從功能性的到器質性的，以及包含描述性及解釋性的目的。解離的概念造成學術界的一些意見分歧，因為它所代表的意義似乎是模糊的、有問題的。在一定程度上，這是因為解離的出現，橫跨一個強度上的光譜，從簡單的白日夢到病態表現——例如解離性身份障礙DID

（Dissociative Identity Disorder）[10]。

解離的經驗

解離，即我們不同於自己平常記憶、身分、感覺和／或意識之中，這是並不罕見的現象。單純的解離經驗常常發生在我們覺得無聊或是暫時被令人感到挫折的生活情況所困住時。舉例來說，人們常會在開高速公

---

[10] The initial criterion for diagnosing DID is a disruption of identity characterized by two or more distinct personality states. This involves marked discontinuity in sense of self and sense of agency, accompanied by related alterations in affect, behavior, consciousness, memory, perception, cognition, and sensory-motor functioning. DSM-5 (300.14).

路時進入一種恍惚入神狀態 (trance like states)。因此經過要下的交流道卻沒有注意到。類似的情況就如，一個人在坐飛機時，可能會做白日夢，想著不著邊際的內容，意識完全遠離了此時此地。另一方面,任何一個人在執行一樣需要極高專注的任務，像是做手術或是在高樓大廈外面洗窗戶，都可能會有解離的經驗。所有以上這些都可以視為一般大眾會有的正常程度的解離。解離的範圍從這些尋常的例子延伸到解離症，像是與遭受創傷的受害者有關的心因性失憶。在這些疾患裡，會有一段時間與自我分離開來，感到不真實，或是從一個人所處的環境中分離開來，讓人感覺到外在的世界不真實。在這個光譜裡面，最極端的情況，就是解離性身份障礙。

解離性身份障礙的特色是會出現兩個或以上明顯不同的身份或人格狀態，有獨立的行為，就像他們是完全不同的人。這些人格狀態，稱為交替人格,替代部分 (alters) 他們有著不同的反應、情緒、自傳記憶，有時候甚至有不同的生理狀況。舉例來說，有可能一個主人格是一位三十餘歲靦腆、害羞的女性，同時有一個強悍的街頭鬥士「保護者」的第二個人格，以及有一個嬌媚和誘人的第三個人格；而藏在這些人格後面，可能是一些小孩交替人格部分，仍然保有一些未處理過的創傷記憶。

對於解離性身份障礙的患者來說，病態解離源自受到創傷的影響。作為結果，「自我」（ego）變得分離或破碎，發展出不同而獨立的人格狀態，因應著不同的內在和外在需要，有著不同的功能。患有解離性身份障礙的人會有很嚴重的記憶空白，這也被稱為「遺失時間」

time loss。他們常常不知道其他控制了這個身體的交替人格部分說了甚麼或是做了甚麼。

童年創傷與人格破碎的關連性通常並非顯而易見，因為交替人格部分有時不認自己為交替人格，而認自己為獨立,自主的人格。解離性身份障礙的現象常被忽略。當他們有著與主人格明顯不同的表現時，可能會被誤認為是戲劇性人格。若果觀察者的同理心不足，或者沒有注意到交替人格部分出現之背景資料，交替人格部分的表現可能會被視為思覺失調（psychosis）的跡象。

透過我與瓊的經驗（參見第一章），可以看到只有了解有關於童年創傷過去史的脈絡，才能了解一個交替人格部分。如果 SW 出現時沒有說我笨並且點出他的性別，我不可能輕易地辨別出來他是交替人格部分。假設瓊僅僅對於我沒有注意到某些事情而感到生氣，我可能會錯過了這個解離性身份障礙之本質。

交替人格部分之間的戲劇性的轉換，為有創意的作者和演員，提供了豐富的故事材料。這些寫作下所描繪的內容主要是為了娛樂的，但這些內容可能跟實踐經驗中，真正極度痛苦的患者之表現是非常不同的。臨床上發現到患者童年持續的身體虐待、性侵犯或亂倫創傷，絕對沒有娛樂性可言，這些卻常是解離性身份障礙的起因。

有一些治療師相信解離性身份障礙近似於具有「雙重性格」的症狀。Stevenson 的著名小說《化身博士 / 變身怪醫》《The strange Case of Dr. Jekyll and Mr. Hyde》在 1886 年發表，隨後被改編成上百部的電影。這是一個講善與惡的寓言故事。內容有關於人性的黑暗面，以及想要採取行動的誘惑。這個故事與解離性身份障礙臨床表現並無關。這是一個普遍的誤解。

解離是個人對於早期創傷所採取的適應性反應。隨著早期反覆出現的持續創傷，因應極端和危急的心理需求，解離性身份障礙自然會發生。當一個人面臨反覆痛苦，觸發到這些與過去創傷一樣的情緒、情況或是生理反應時，解離和分裂很可能會作為適應性反應而變得習以為常。

交替人格部分，與主人格一起，應該被視為一個系統。雖然，這個系統之中難免可能有一些交替人格會對其他人[11]出現直接的暴力行為，可是在我的臨床經驗裡，我並沒有遇到過這樣的交替人格。經常在電影中強調，其中一個交替人格是一個殺手。這是非常誇張的，只是因為它有商業價值。內在系統裡一般被視為邪惡的交替人格部分，主要是有自殘行為的，而不是傾向去傷害其他人。

書籍和電影——像是1950年代紅極一時的《三面夏娃》（The Three Faces of Eve)或是1970年代的賣座片《心魔劫／西碧爾》(Sybil)—是大眾對於多重人格障礙有不完整和不準確資訊的基礎。電影強調戲劇特色而忽視了悲劇和苦難的真實性質。

Sybil[12]的故事是描述一位患有多重人格障礙年輕女性，在1950至1960年代之間由 Dr. Cornelia B. Wilbur 治療。作者 Flora Rheta Schreiber 同時認識 Sybil（病人的匿名）以及 Dr. Wilbur。她聲稱有看過 Sybil 在11年來所接受精神分析的每一份記錄。這些包含 Dr. Wilbur 每日在治療過程中所做的記錄，一共有2354次的精神分析，以及用 Sybil 療程的一部分內容所寫成的文章，以及記錄

---

11 編者按：這裡指外在世界、現實世界的人。

12 *Sybil* by Flora Rheta Schreiber. Grand Central Publishing. 2009.

一些晤談內容的錄音帶。需要注意的是 Schreiber 沒有接受過精神分析的訓練，她嘗試來了解 Dr. Wilbur 實際上在治療所做的，同時也創造出大眾文學作品和很賣座的電影。

這本書因為創造出社會環境將多重人格障礙的現象轉變成一股時尚而受到批評。這樣的情況很普遍，我實際上也遇過求診者問我：「我像是 Sybil 一樣有多重人格障礙嗎？」

接受目前 Sybil 作為早期多重人格障礙患者的例子，將她的診斷和治療與我們現今所知關於解離性身份障礙去做比較是有教育性的。

在這本書前面的一些篇幅描述，當 Sybil 發現自己遺失時間後的困惑慌張。這是解離性身份障礙重要而且經典的表現得其中一種。事實上，我有很多病人是因為發現自己身處一個陌生的地方，時間遺失數小時或數天後，才覺得有就醫的需要。

Sybil 的創傷史對於解離性身份障礙來說是很典型的。Sybil 的母親患有精神病，長年對她施以無法逃避的身體虐待以及情緒虐待。她恨看著鏡子中的自己，強烈抗拒認識其他交替人格部分，也拒絕去聽他們所錄下來的聲音。這樣抗拒去知道交替人格部分，也是我所看過解離性身份障礙患者的一個特色。這些經驗和行

為，跟我的解離性身份障礙病人之表現很相似，讓我確信 Sybil 有解離性身份障礙。寫作 Sybil 這本書時，社會大眾甚至一般精神科醫生對於解離性身份障礙皆有很少認識和治療經驗。作者也沒有能力去虛構這詳細的病史。Dr.Wilbur 按照著佛洛伊德精神分析的訓練，很快便聚焦在性方面的議題上。這本書著重在 Sybil 看到她的父母親在性交，這個似乎是她早年重大的創傷。一個現代的治療師可能會忽略這個原初場景。在世界各地，許多家庭與家人都同住在一個房間裡，也常常好幾個家庭同住一個屋簷下。對於許多人同時住在一個擁擠的環境下，看到他人性交可能是比較常見的事情。醫生對 Sybil 的主人格和系統裡的十五位交替人格做精神分析。這種漫長的治療暨不實際也不像是必須的。我治療過最困難的患者，露得在她來看我之前，被強迫住院五個月，但在為期兩年半之間，總共不到五百小時的治療時間裡，治療便得以成功（參見第五章）。雖然路得的治療是快速進展的一個例子，但對於其他病人的治療來說，不適合拿她來預測治療的時間框架。我從來沒有一位解離性身份障礙的患者需要接受的晤談次數，接近於 Sybil 治療的次數。

Sybil 的治療

現時，創傷應該是治療師初步評估是需要優先考量的。如果不了解解離性身份障礙的核心議題是創傷，會將太多的注意力放在多重人格的表面上。很重要的是，要記得與交替人格會診不是一種娛樂性的社交交談。

我永遠不會太重視去了解我病人的交替人格部分，只有當他們在整個系統日常的功能中出現問題時，才會需要嘗試了解他們。多重人格是解離的表現和創傷的產物。*需要將重點放在創傷，而且需要讓創傷得以療癒。*

治療的界線（therapeutic boundary）在今天的定義可能比 Dr. Wilbur 那時更清楚。一般精神科醫生會避免將對他們患者的專業關係和友誼混淆在一起。可是，書中的醫生和病人在治療室外有非常親密的關係。或許她認為她的代理母親角色，可能有助提供矯正性的情緒經驗，讓患者可以更成熟，也發展出一個安全的地方來處理創傷記憶。

當時多重人格障礙在還很難被辨認出來，也沒有治療準則，醫生沒有其他選擇，惟有使用標準的精神分析。從這樣的角度來看，Dr. Wilbur 可以被視為治療多重人格障礙的先驅。

Sybil 最終否認了她的多重人格。在很多人的眼中，這樣大大使多重人格障礙診斷的合理性受到懷疑。有些人認為，Sybil 有歇斯底里，她的醫生將這些人格的想

法加了進來，而當她頭腦清晰時，她將否認多重人格並視為無稽之談。[13]在我的經驗裡這樣的否認是常見現象。這不代表這個診斷不正確。需要注意的是，Sybil後來再寫信給她的醫生和她的一個朋友，重新確認她對於她相信的多重人格的存在。多重人格障礙的內在家庭特質是，一定會有在不同時間由彼此互相認識／不認識的交替人格部分所表達不同意見。

Sybil的故事之聳人聽聞，與我每天接觸病人的情況完全不同——在這些病人身上，我看到的是創傷和痛苦，而不是戲劇或娛樂。這個疾病的本質和深度，使任何關於多重人格障礙的虛構小說、電視或電影都相形見絀。

熟悉解離性身份障礙的治療師能夠看得出Sybil的表現解離性身份障礙患者一致。即使她童年創傷沒有辦法在法庭裡得以證實，這也不會使這個診斷無效。對於解離性身份障礙診斷有異議的人，一直都忽略了此一重點。

---

13 *Sybil Exposed*，由 Debbie Nathan 所著 (Free Press, 2012)，回顧了 *Sybil* 之中的事情。Nathan 聲稱 *Sybil* 書中大部分故事都是捏造的。無爭議的是，*Sybil* 這本書將多重人格障礙帶給了社會大眾認識。即使證明這本書是虛構也無法影響多重人格障礙這個臨床診斷的有效度。據說，作曲家 Chopin 一直被認為是死於肺結核，但最近的理論表明，他的死亡可能與囊性纖維化有關。即使這是真實的，也不會影響到肺結核病這個診斷類別的有效度。

第三章　桑德拉：識別解離性身份障礙

概要：一般來說，我所有的患者表現都未必像瓊般充滿戲劇化的，亦非所有的人都對治療有顯著的反應。我曾多次失敗，甚至最初連辨認那些已表現出解離性身份障礙症狀的患者，或是找到一個方法來治療這個複雜的疾病，都有困難。

我是在1970年代早期遇到桑德拉，這已經是我已當了精神科專科醫生十年之後。她是我所遇到的第一位多重人格障礙患者。事實上，我沒注意到這個診斷，以致我重新審視時，特別引起我的注意。這對我有很大的影響，激起了我對多重人格障礙（後來更名為解離身份障礙）的探討。

桑德拉是一位二十多歲單身女性，有嚴重抑鬱並受到困擾。她從大學畢業之後，似乎迷失了人生的方向。她自己一個人住，與家人和朋友的關係都很疏離。有時候，當桑德拉需要錢，她會挨家挨戶發送商業性小冊子或是電話簿。

桑德拉似乎被甚麼東西綁在她內心世界裡。在掙扎尋找正確的字眼中，終於找到「最低點」（nadir 一個甚少用的英文單詞）來形容她絕望的情緒。她有時沒辦法多說甚麼。我感到她處於痛苦之中，但是我不知如何幫助她。

我們一起檢視了現在和過去，但是似乎沒有甚麼能夠指示讓她走下一步。以我幾年後的經驗,可以幫助她越過那好幾重煙霧屏幕，快速找到問題的癥結。然而，在當時，我沒有發現任何機會能夠使用認知治療法。普通審訊式的詢問往往是沒有什麼效果的。我試用過可以幫到其他病人減輕抑鬱的藥物，對她卻沒有任何幫助。

後來，桑德拉告訴我，她有時會恍神、瞬間失神，描述自己有時會「離開了」，「回來了」的感覺,好像被其他東西附身。在那個狀態下，她會做一些平常不會做的事情。對於她這樣的描述，我完全沒有準備，甚至沒有想過要更詳細地詢問她。當時的我對於這樣的情況感到非常陌生，不知道應該怎樣回應她。她猶豫地詢問，自己是否可能患有多重人格障礙。

我當時幾乎不認識這個詞。多重人格障礙當時是被認為罕見，甚至在我所各也學院中心接受的精神科訓練中都沒有提到過多重人格障礙。我沒有注意她的時間和記憶喪失皆可能是多重人格障礙的警號，反而猜想她可能是某種「顳葉」功能異常。「顳葉」是腦中一部份 (Temporal Lobe) 被自己身為神經精神科醫生的角色所束縛了，找尋著生理上的解釋，卻沒看到桑德拉直接呈在我面前的東西。以我今天所知，我只要問多

幾個問題，便可以弄清她的狀況，甚至可能確定多重人格障礙的診斷。桑德拉沒有再回來看我。那時，我完全不知道原因。現在，我可以想像到她當時感到有多失望。

幾年後，在一個社交活動裡，我碰巧坐在桑德拉後來的醫生之身旁。這位醫生告訴我，她認為桑德拉患有多重人格障礙。我們比對了記錄，根據我後來所有的經驗，我同意這位醫生的看法。不幸的是，即使有正確的診斷仍然不能扭轉她的病程。治療並不成功。桑德拉已自殺身亡了。我沒有辦法確定，如果我繼續治療她，如果我有了後來所學到的知識和技巧，最後的結果是否會好一些。我想，至少讓桑德拉有多一點機會療癒。

過往，多重人格障礙甚至比現今來的更陌生。在不太可能正確診斷的情況下，專業人士的治療更多著重於探索原始的創傷，而不是療癒傷口。能夠選擇甚麼治療，基本上都是未知的，或是未經過驗證的。這些治療通常包括使用一些激烈的方式，例如靜脈注射 Amytal（安米妥鈉，一種巴比妥類）來晤談[14]。我對這

---

14 Sodium amylobarbitone 是通過靜脈注射可以使病人放鬆，從而促使他們說話；在這些情況下，就是談他們的創傷。在早期的多重人格障礙治療中，治療師比較關心如何找出原始的創傷，而不是幫助病人改善創傷在生活中所造成的影響。今時今日，治療的重點已轉移到創傷對病人當前生活之影響上。

樣的晤談方式很有保留。這些方式會讓創傷記憶浮現到表面，但是如果沒有方法或工具可以處理這些創傷，這可能適得其反，弄巧成拙。對於整個治療來說，較為安全和快速的做法是讓這個系統決定先處理哪些交替人格部分和哪些創傷記憶。

治療的關鍵

當一個患者提到遺失時間的經驗，我們必須要提高警覺性，考慮解離性身份障礙的可能性。桑德拉表現出會「離開」和「回來」，伴隨一些她平常不會做的事情，譬如買一些主人格絕不會買的東西，或是發現自己出現在一些主人格絕對不會去的地方這些都是極為關鍵的警號。

適當的診斷是最重要的，但是如果沒有以恰當的治療方式來處理潛在的創傷，例如和交替人格直接構通,是很難得到有效治療的。

第四章　莉娜：作者從痛苦的經驗中學習

概要：莉娜是我的第二位患有多重人格障礙，亦是第一位被我確認的病人。莉娜在 1970 年末開始接受治療，病情反覆時期持續了 13 年。當我與莉娜及她的其他人格接觸，我了解到多重人格障礙其實是無可避免的。即使我盡了能力希望幫助她，但我在那時候未訂立治療此複雜病症的方針，最終未能提供有效的治療方法作介入點。

主人格性格較膽小及謙讓，為人親切及為他人設想。她從沒有怪責過任何人令她的生活困難，即使那是她的施虐者。我接觸過莉娜的幾個人格，其中有兩個較為突出的性格截然不同。一位是個受驚嚇過度且一直活在恐懼過去的小女孩，另一位卻是有自信、迷人嬌媚的女士。所有人格都曾在心理治療過程中出現，而在那時候，病人(主人格)有厭食及自毀性的念頭。

莉娜四十歲，卻像個脆弱而有點孩子氣的家庭主婦，她與善良而富有同情心的丈夫同住，在婚後八年仍沒有小孩子。根據家庭醫生的轉介信，莉娜主要的症狀是輕度抑鬱及對性感到極度的厭惡。此外，她亦服用

過量的安眠藥物。在兩名精神科醫生及一名心理學家治療過後,她被轉介到我的服務。

莉娜是我接觸過的人中最為容易緊張及產生恐懼的。她彎著背坐在我對面,雙腿合實扭曲像葡萄樹的幹莖。她控訴著胸口繃緊及呼吸感到困難。我請莉娜閉上雙眼慢慢地深呼吸放鬆;然而她感到愈來愈吃力,而身體亦變得更加僵硬。當我問她為何這麼繃緊,她帶着憂傷的微笑 對我說,「我並不緊張呀!」

當時我已知道她是一個受過嚴重心理創傷的病人,她對自己的心結或內心的痛苦,持著一個半醒的狀態,而她亦感到害怕再去觸及心鎖。在與我的面談治療過程中,莉娜一直表現得極為緊張和否認她有問題。當我問她為何不快樂及消瘦,她立刻回答「我不是」來迴避話題,然而她的回覆伴隨著一個痛苦的笑容。

雖然她對我的信任及依附感增加,但在處理她的心理陰影治療上卻沒有進展,她否認有任何異常的童年逆境經歷。與此同時,她指自己沒有一詞切十五歲前的童年記憶。

我確信她在童年有過創傷經歷,但我們都處於沒有進步的困境。

莉娜接受治療幾個月後的一節,她的丈夫告知我,有天晚上他發現莉娜瑟縮在床的一角,在嗚咽、啜泣、

喃喃自語著，像個三歲小孩子，她害怕得全身發抖，而他安慰了很久才能讓莉娜冷靜下來。經過觀察，她的丈夫直截的問我莉娜會否有「多重人格障礙」的可能。他更告訴我，當他溫柔地撫摸著莉娜的頭髮時，就會「把她那個像孩子的人格帶出來」。

剛才提到，我在拼命尋找可以處理創傷經歷的方法，所以在極不情願的情況下，我觸摸她的頭髮。現在的我如果要這樣讓承受創傷的人格出現，我會先請案主的伴侶參與治療過程，因為這種行為會打破精神治療所訂立的界限。我絕對不贊同以此作個案參考，然而在那時我並沒有其他方法，我認為需要積極地探討情況，以確認案主是否患有「多重人格障礙」。突然地，一位幼小受驚嚇的小孩出現了。她一直「祖父，祖父」的對我叫著，眼泛淚光害怕地看著我，求我不要傷害她。

莉娜在一瞬間由一個女子轉為受驚的小孩，隨即她怔住並有種本能反應的想避開我，從她的行為舉止令我感到她的極度恐懼。此一明顯是解離的證據，包括她失去了分辨出我是她的治療師的能力，讓我不得不確診她患有多重人格障礙。排除了被邪靈惡魔附體的可能性，只有多重人格障礙這診斷才可解釋此現象。(我到底不知道有沒有「魔鬼附體」這一回事。) 即使我們

仍身處治療室之中，但不管我說甚麼、做甚麼，莉娜亦不能認出我是她的治療師。這狀態維持了數分鐘，直到莉娜「醒來」，她感到迷茫又苦惱，因為她並沒有任何關於那位受驚小孩的記憶。

事發後不久的一個傍晚我在家中，警察致電告知我，他曾收到一位服用過量藥物的女士的求助電話。他通知我與緊急應變隊的消防隊長了解情況，因緊急應變隊伍曾到達現場，要破窗入屋才能接觸莉娜。

消防隊長告訴我初時他接觸到的是位年約四十歲且顯得十分害怕、不停發抖的女士，然而在幾秒間「轉變為」一位成熟而鎮定的女士，「像是變成另一個截然不同的人」，他說。她冷靜地對他道謝，並告訴他她「沒有感到不妥」，只是服用多了幾顆安眠藥，不過感覺還好。消防隊長察覺到她的轉變，所以問我：「這是否多重人格（的個案）？」

只需幾秒的時間，消防隊長就得出了如此正確的診斷。不同的交替人格因著各種壓力情況交替出現是無可否認的經歷，而在治療室中卻甚少有突發壓力事情發生。作為一個曾在三大洲累積多年工作經驗並取得精神科資格的專家，我需要幾個月的時間才能得出相同的結論——而且，事實上，我是在得到莉娜丈夫的幫助後才能夠作出此診斷。因此，有些精神科醫生可能不曾

辨認到任何有多重人格障礙的患者，因為他們未曾好像那位消防隊長般直接與不同人格在受壓力的情況下接觸，又或是沒有一個像我這樣從莉娜丈夫身上得到提示的機會。

當一個患有多重人格障礙的患者經歷危機時，其他交替人格就可能會出現。他們可能獨個面對，又或是輪流出現以便控制情況。當莉娜發生危機的晚上，很可能是，不同交替人格在不同的時間出來了，暫替了主人格，以便應付當時的問題。

那天晚上，莉娜的丈夫因工作離家出城，而在那時一個抑鬱的交替人格出現，在模糊不清的狀態下服藥過度，而藥量又不足以結束自己的生命。當她去睡覺時，另一個提供保護的交替人格主導了身體，並致電緊急熱線求助。當救援隊伍到達時，又轉變回那個緊張不安的主人格面對救援人員破窗入屋。最後，當消防隊長了解情況時，另一個較為鎮靜的交替人格再度出現，告訴消防隊長「一切安好，謝謝你關心」。

莉娜的早期創傷

在那時候，我並未建立與不同人格接觸的技巧以幫助莉娜過渡創傷經歷。

像瓊的丈夫肯般，莉娜的丈夫會藉著與不同人格在晚上的對話，搜集莉娜過往創傷經歷的資料。在她童年時的每個星期六，祖父就是她的褓姆。祖父是一位心理變態有虐待狂的人，他會虐待及折磨她。由於母親只專注在自己的生活與健康，完全不留意女兒所面對的苦況與痛楚。

當我面對此狀況時，有個問題不自覺地浮起，「莉娜的母親怎麼可能在把女兒交給祖父看顧的之前沒有察覺女兒極恐慌的表情？」。若果莉娜的母親亦曾遭受虐待，那就可以解釋到她的盲點。那些在童年時亦受過虐待的父母通常會因為過往經歷而產生盲點或痲木的反應，完全留意到那些與自己的孩子可能遇上同樣遭遇有關的警告訊號。結果，亦可能因為他們不懂如何處理自己曾受過的被傷害經歷，而未能保護自己的孩子。

當我希望與莉娜的母親對話以得到些家庭背景資料時，莉娜十分抗拒。她非常保護母親，而且那時她母親的身體狀況亦不好。即使祖父對她造成創傷經歷，莉娜從來沒有怪責過任何人，唯獨怪責她自己「太頑皮」。隨著日子過去，莉娜的檔案因為夾著不同的信而變厚。這些信是由莉娜的丈夫與不同人格所寫的。遺憾地，我當時並不懂如何藉此繼續她的治療。在那時(1970年)，

第一本關於多重人格障礙的診斷與治療方法的書籍剛出版。而在標準的精神科教學書籍中，多重人格障礙被視為一種新奇事物多於是一種精神科醫生會遇到的病症。而有關多重人格障礙的資料，最多只有一頁的內容，有些精神科書籍更從沒有提及過多重人格障礙此一病症。

對於治療，莉娜顯得有禮貌及順從，所以她亦好像感到自在與滿足，願意每星期跟我見面一次。然而，治療卻沒有甚麼進展。跟電影《心魔劫》的主角 Sybil 一樣，莉娜不願意承認，除她以外，身體存在著其他交替人格與我及她的丈夫直接對話。莉娜的丈夫會藉著晚間與莉娜的其他交替人格對話，並提供有關莉娜過去的資料，讓我可以在治療過程中嘗試運用。

每當那位充滿恐懼的交替人格出現在我的治療室時，莉娜的身體總會顫抖着，哀求我不要傷害她，把我與她的施虐者混淆。無論我說甚麼、做甚麼，亦沒有任何說話或動作能改變她的想法。

莉娜的丈夫亦告訴我他發現了另一件能影響莉娜情緒的事情。當有人在她耳邊細語「我的小公主」時，就會讓她有重大的回閃反應：那位充滿恐懼的交替人格會立刻出現。在那之後，主人格會發呆，變得茫然。主人格從來不接受有另一個身份會出現在治療室的事

實。因為那種人格轉變從來不是戲劇性或娛樂性的，而是痛苦，難以接受的。作為她的醫生，看到她的痛楚，我也覺得極為痛苦。

我重覆地提及那個充滿陰影的童年過去，希望可以藉著保證莉娜安全，讓她感到安心，來提供一些正確的情緒體驗。我相信，若果那位充滿恐懼的交替人格出現而又得到足夠安慰的話，那就能在治療中有所收獲。遺憾的是，即使她好像很依靠我，我們並不能建立一個充足的治療關係去處理莉娜過去的創傷經歷。那位充滿恐懼的小孩人格從來沒有視我為她的治療師，對我從未發展到有足夠的信任。

回憶起創傷性的內在記憶會對自主神經系統（autonomic nervous system）造成極強大的混亂，莉娜那無言的恐懼顯然地輕易被勾起。不過，即使沒有明顯的出現，那部份的記憶已經長駐在她的身體內。[15]那位充滿恐懼的人格已經被困在無盡且不斷的侵入性想法及意象中，一直想起那恐怖的受虐經歷。

---

[15] 外顯記憶的例子包括回憶起一套電影或一個電話號碼，而內隱記憶（譬如有關如何踏單車的記憶）則是關於不容易用言語表達的事情。簡單而言，杏仁核（中腦的其中一部分）決定外來資訊的情緒反應，影響海馬體（中腦的另一部分）如何去儲存記憶資訊。若對杏仁核有過度的刺激，會干擾海馬體的運作，抑制認知的評估經驗及語言表達。一個受到恐嚇的小孩會把資訊以非言語的方式，儲藏於內隱記憶，因此每次回憶起過去時，所有的經歷皆變成身體的反應及可見的圖像。這就是恰當地描述了「無言的恐怖」speechless terror

在那時，我沒有任何辦法安慰那個嚴重受創傷的脆弱心靈。後來，當我累積了更多的知識和經驗，*我明白到若我在第一次接觸那感到恐懼的小孩人格時不能安撫她的情緒，我就應該避免把她引導出來。*我可能藉著接觸其他人格，建立更深厚的治療聯盟關係，讓她有足夠的安全感，讓她願意的時候才跟著自己的步伐來跟我接觸。

若果那時有一位有經驗的導師能給予我一些指引，或指出那些可行的步驟，就會對治療有幫助。即使那時我已看過電影《心魔劫》（Sybil），亦依照 Dr. Wilbur 的治療方法亦沒有效。根據我以後的經驗，注射靜脈麻醉藥巴比妥酸鹽及腦電盪療法（ECT）對治療多重人格障礙這病症是沒有幫助的。

對治療多重人格障礙患者的心理治療方法包括走進一個人的傷痛經歷。這存在著再度創傷（retraumatization）的風險，有可能對患者造成重大的傷害，令患者再次經歷痛苦，走到黑暗的邊緣。從開始，我明白到在治療多重人格障礙患者時，最重要是避免讓他們再經歷創傷。我知道若把一個受驚嚇的受傷人格引導出來，而沒有任何安撫她的正確情緒經歷，只會令她再度經歷創傷。這樣只會把她受的傷害更根深蒂固，卻沒有為她療傷。有一個可能是，莉娜有另一個交替人格一

直保護著莉娜，讓她不相信任何人，這樣可以避免她再受到傷害。這個嚴重的記憶屏障可以保護她，讓她記起某些創傷經歷，但卻無法保護她整個系統避免到創傷所造成的傷害。

莉娜的身體仍然繃緊，而診療過程亦停濟不前，因為我看不到一條可以繼續治療的出路。在一次治療中，我把那位充滿恐懼的小孩人格引出來，她不停的哀求我不要傷害她，我停止說話並靜待著。那位嗚咽的小孩停止哭泣。她站了起來，然後轉變為一個世故有笑容的女子。我仍記得那種突變所帶給我的錯愕感，像有一股寒流湧現我的脊椎的感覺。

那時候，我正面對著一位有自信、有儀態、有少許賣弄風情的女子，她有種特別的美國南方口音，而那位充滿恐懼的小孩卻完全消失了。那個受抑制、驚嚇、謙讓的莉娜，轉變為一個美國南部女子，繼續跟我對話。她顯得很迷人，高興地與我說笑。我察覺自己變得一時不能應付，我的交談適應能力遠不及她的人格轉換來得那麼快。後來，當我累積更多的經驗再回看當初，明白到作為一個治療師必須要有心理準備去面對這種突如其來的轉變。

現在的我明白到這個交替人格—以及其他交替人格—之出現，是為了讓莉娜能應付面對關於虐待的回憶所

帶來的恐懼。轉換成這位輕鬆、愛開玩笑、迷人及在外貌上顯得有些像哲學家樣子的美國德州女子，能讓莉娜暫時放鬆。

最終我已認識到在莉娜身上有至少十個交替人格，隨著認識的時間漸長，其中兩位交替人格會寫信給我。我會接受她們給我提供的資訊。令人遺憾的是，我沒有靈活變通地運用那些資訊，未能藉著這些機會來直接的回應她們。由於缺乏對多重人格障礙的訓練與經驗，那時我只集中於處理主人格及那位視我為祖父、受驚嚇的小孩人格。

莉娜，那位主人格，顯得愈來愈抑鬱，她服用了更多的鎮定劑去處理繃緊的情緒。為了避免她服用過量藥物，我會每星期發放少量藥物給她。儘管藥物是適用于處理抑鬱症，但對她的情況，藥物並沒有舒緩情緒，而她的體重亦一直下降。最後，她被安排入院，以便檢查體重一直下降的原因，可是調查並沒有結果。

住院期間一直是那個順從和謙遜的莉娜作主人格出現。阻礙她復原及造成她面臨危險的原因，是因為她沒有能力去表達憤怒的情緒，讓她不能有改變。顯然，在她的內在世界中，有一些充滿憤怒的人格一直隱藏著。當莉娜有機會去談及那位施虐者，她把所有承受過的虐待經歷合理化，視為情有可原。多年的治療亦改變

不了她那交替人格的想法:「我是一個壞女孩,那些懲罰是我應該承受的。」

在這段混亂時期的某一天,一位傾向濫交的交替人格出現了,她提及她會跟一個情人在市中心的一間破舊酒店偷情。然而,莉娜卻對此事全不知情。我沒法知道這到底是幻想、是威脅抑或是真的有婚外情,我變得像個無能的治療師,希望我所聽到的並不是真實。

由於我把所有專注力放在那個膽小的主人格及受驚嚇的另一交替人格,或許現在一個普通的旁觀者亦會察覺到有其他的介入點,包括主人格一直願意接受治療、願意接改變的態度出現,她的某些人格亦願意與我溝通,而她的丈夫很友善又願意支持她。可是,我把專注力放於那位充滿恐懼的小孩人格上,錯過了其他能夠顯而易見的機會,能夠進入莉娜內心世界。*可惜的是我仍是遵從標準的治療方法,以主人格主要治療對象。沒法走出這框架,以其他角度去處理她的情況。*

治療的困局

那時期,她顯得情緒極不穩定,有傷害自己和自殺的想法,又重覆地提及要終止治療。她會在約定治療的一小時前致電到我的治療室,通知我她不會出現。我的秘書會告知我,讓我回電給莉娜。當我致電時,莉

娜在另一邊等待著我的電話。當她聽到我的聲音，就會立刻改變主意，願意來見我。而我致電她時，只是簡單的問了句「莉娜，你真的決定要取消見面？」這種猶豫不決的情況維持了兩年。我作為她的治療師，經歷過極為痛苦的自我懷疑。我應否接受她的要求終止治療？

這種狀況好像一種堅毅的角力：有一個交替人格一直想離開，所以致電取消見面；但每當我致電時，另一個交替人格出現，希望代替她及其他願意接受治療的人格繼續來見我，從而得到信心，繼續與我見面。最後，那位交替人格就會代替莉娜作決定，讓莉娜繼續見我。

我開始懷疑我是否有這個權利去影響她，命令她繼續治療。她的確有選擇權去終止治療，但我亦想了解她的想法，然而我知道若我再致電她，問她的意願，她會不停的改變主意，這樣不單會影響她，亦是違背了專業的行為。我反問自己，她是否在玩一種心理遊戲，而那個隱藏的動機到底又是甚麼。我考慮到或許我應該尊重她有終止治療的意願，不應再打擾她。

後來，我繼續每次給她回電話，不過我亦盡量避免勉強她去繼續治療。我每次與她通電也只是想確定那是否她自己的意願去終止治療。現在我明白到那種躊躇

不決的想法,在解離性身份障礙患者的心理治療中其實並不罕見,那是兩派人物在內的戰爭。

我與莉娜的丈夫坦白商討我的考慮。他明白事理、是個能體諒及有同情心的人。他很清楚若我把莉娜轉介到其他精神科醫生,即使只是尋求第二醫生的意見(second opinion),她也會拒絕。而且,在那時,那個社區沒有任何醫生能夠接收莉娜這個案。莉娜的丈夫亦有預感——後來事實證明——當她不再接受治療時,有一天她會結束自己生命。我當時孤立地沒有任何同行能夠提供指引及支援,開始反問我是否強迫要她繼續治療,我的動機到底又是甚麼呢?

經過深思後的一天,我告訴莉娜我會讓她離開,並送上對她的祝福。她顯得放鬆並淚眼盈眶的感謝我。她的丈夫亦完全地接受了這個決定。

在她停止接受治療後的十八個月,莉娜的丈夫告訴我她在過量服用藥物後離開了世界。她的丈夫平靜地說,「感謝你在這十三年內幫助她留在人間,讓她得到一點安慰」。即使我預計到會有接到這通電話的一天,這個消息讓我感到無言及極度傷悲。我相信她是為了我的感受,所以一直等了十八個月才自盡。這治療痛苦的經驗對我以後對多種人格成功治療有一定的影響,可以成功地幫助其他一些病者。

我與莉娜的治療時間有 500 個小時，儘管我有良好精神醫學的訓練及臨床經驗，若果沒有有效的治療方法作指引，就算能有正確的診斷，亦不足以有效地協助她。即使在過去的十三年，我已經盡我所能去幫助她，而得到她丈夫對我的認可，亦難以抹去我的傷感。

那時候，好像沒有任何方法，也沒有其他選擇。可是，若當時我主動接觸其他願意改變的交替人格，嘗試與她們展開對話，或許我能藉著她們的允許，得到一些對治療有幫助的資訊，產生正面的影響。

其實最佳的治療方法是，踏出第一步，進入莉娜多樣變化的內心交替人格的世界。

在這次臨床經驗中，我學會了治療多重人格障礙患者的一個重要原則：應該要把每一個多重人格障礙患者的治療過程，當作是一個小組治療的形式。要明白每一位交替人格也在聆聽，所以治療師可以與她們每一位對話，如像在指導一個治療性小組似的。我可以向她們作一個小組性的治療，或介入與其交替人格作個人會談。莉娜付上了沉重的代價，才讓我明白到這寶貴的重要原則。

我感到不得不把莉娜、桑德拉與其他患有解離性身份障礙的患者所教曉我的事情記錄下來，讓我所得到的

寶貴經驗能被其他治療師及精神健康工作者使用，能辨出並正確地治療解離性身份障礙患者。

治療的關鍵

在多重人格障礙的「小組」治療中，小組成員包括主人格及其他交替人格。儘管患者強烈否認有其他交替人格存在，若她們有出現於治療中，治療師應該明白自己的所有說話都會被其他交替人格聽到。當治療師與一個交替人格相處時，他亦必須認可其他交替人格。對於內在世界一個簡單的認可，足以產生著龐大的正面效果。

當一個交替人格願意直接溝通，不論藉著對話還是藉著信件，治療師都應該給予她們肯定。認可她們，治療師就能夠得到進入解離性身份障礙患者內心世界的機會。這個機會能讓治療師我到內在世界的一些重要支援，在治療過程中提供協助。

第五章　路得：誤診的困局

概要：路得在患病後，一直被診斷為慢性抑鬱症並接受相關治療。在接觸我之前，她因為有連續的企圖自殺行為而被送往精神病院，連續住院五個月以控制她的自殺行為。儘管有很多醫生（包括精神科醫生）會診，但沒有任何人有考慮過她的狀況是因創傷經歷而造成的，更沒有提及過「解離性身份障礙」的可能性。這個案說明了重要的一點：若提供的治療是建基於錯誤的診斷，那這種治療注定是失敗的。

這病者成功的治療,是靠成功地運用內在幫助者（inner helper）。

直至路得28歲時，她已有20次因為抑鬱而住院的記錄。她與其有虐待傾向的丈夫養有2名兒子，但兩人已經分居。由於她的反覆住院狀況與精神情緒的不穩定，她的家人把1歲半及3歲的兒子，送給在美國的親友家托管。家人認為路得沒有能力照顧2名兒子，所以希望親友們可以領養那2名孩子。路得願意前來見我接受治療，因為她希望她能夠復原，可以取回孩子，照顧他們。

在那柔和光線的等候室，路得靜坐不動。她是一位年輕、體型微胖的女士，她戴著適度的頭巾及一條淡藍

色的長裙，裙上印著暗淡的花形圖案。雖然那次見面她顯得很平靜，然而後來我才知道在那蓬鬆的衫袖下，隱藏著自我傷害的新鮮刀切傷痕，那些傷痕由她兩邊的手臂延伸到手腕處。路得對家鄉的醫生和急症室職員並不陌生，在過去那次五個月的住院時，她被診斷為精神病性抑鬱症（psychotic depression）。

當我知道她駕駛了 9 小時專程來見我，我預留了連續兩天，每天兩小時跟她見面。當她來到治療室，她開始清晰地順著時序詳述自己的過去。她知道甚麼是要告訴我知，而我只在聆聽而沒有干擾她。她顯然天資甚高。我以爲能夠單身駕車 9 小時專程去一個佰生城市去找一個醫生是須要很強的動機，是一般沈重抑鬱症病人做不到的。

癲癇症

路得自小患有癲癇症。她在八個小孩中排行第七，在牧場裡成長，這是一個有強烈宗教信仰、有緊密聯繫的農村社會。由於家中有八名孩子，作為母親已經不容易，要照顧一位病患的小孩更加重了她的負擔，亦讓她感到不滿。路得只記起母親對她的懲罰與怒罵，而在她記憶中的父親是仁慈的，只是他經常因工作而

不在家。我感到這可能是個一廂情願的想法[16]。在她三歲之時,她已感到被遺棄及覺得自己沒有存在的價值。

路得的癲癇發作讓她感到自己與別人格格不入，覺得自己奇異,與眾不同。對於她的癲癇發作，母親對她的飲食有非常嚴格的限制，這種方法更讓她感到與別人格格不相入。每次癲癇發作更會令她被家人或同學欺負及凌辱。

當她在避靜時，唯一可以讓她感到有聯繫的生物只有牧場上的牛。她二十歲時，因為不斷的癲癇發作，她接受了腦部手術。這個手術成功控制了她的癲癇症，然而她仍要服用抗驚厥藥物。手術後不久，她被情緒障礙診所建議並安排接受腦電盪療法（ECT）以治療抑鬱症。腦電盪療法是一種經由醫療電擊腦部來誘發的癲癇，有指這種治療對於很多抑鬱症患者都有成效。然而，對於路得，持續的癲癇發作在這二十年裡並沒有令到她的抑鬱症好轉，而那個腦電盪療法也當然沒有效用。

---

[16]路得的父親缺乏同理心，沒有關心女兒被疏遠與孤立的情況，及沒有對女兒的需要提供任何支援，這可被理解為一種虐待的形式。這個案讓我想起《心魔劫》（Sybil）那位父親，他否定自己作為家長需要保護子兒的責任，因為照顧小孩是母親的職責。

我相信她只有被「對生物學有偏向的精神科醫生」診斷過，那些醫生幾乎依靠使用藥物或物理治療。這種取向把解離性身份障礙視為不存在的病症，即使被認可，亦以為是醫源性的（即由治療師所暗示造成的病症）。他們對於解離這種自我的破碎沒有任何概念，只把它視作歇斯底里地引人注意之舉（attention-seeking hysteric）。[17] 他們沒有探究創傷經歷對路得造成的影響及解離的可能性。

教會與信仰

雖然路得是個虔誠的教會成員，她卻與別不同；經常感到憂鬱及獨來獨往。教會其他成員把她的抑鬱症與癲癇症聯想成屬魔鬼的。成員們指責她是要刻意引人注意，更差的控訴是指她被魔鬼附身。他們熱切的禱告求魔鬼離開她，但這對她融入家庭、校園或社區都沒有任何幫助。

---

[17]我認為「引人注意」（attention-seeking）這詞語應該在精神科用語中廢除。當一個人感到痛苦希望尋求治療，他/她絕對有權利去**尋求**專業人士的關注。由於重覆的企圖自殺行為，露德被視為「歇斯底里」而治療，這是另一個有輕蔑意思而不再適合用於精神科的詞語。持續使用不洽當且有貶義成分的詞語，導致路得一直以來的狀況沒有得到關注和重視。

當她愈疏遠，其他教會成員會在集會中就更愈當面批評她。他們認為她的疏離是缺乏信心之表現，所以不停勸勉她去認罪悔改。

就像其他受虐待的婦女，路得二十四歲時她嫁給丈夫，並受到苛刻及殘酷的對待。經過一次惡劣的事件後，警察把她與兩名兒子安置在安全屋。當與丈夫的隔離時，路得能在痛苦中得到一絲喘息，她的教會卻對離婚感到不悅，教會領袖更對她施加壓力，希望她與丈夫和解。

症狀與過往的治療

在癲癇症手術後，她接受了一共十次的腦電盪療法以治療抑鬱症，這些治療皆失敗。此後，她得到更嚴重的抑鬱症、自我傷害行為及更多的入院治療。

她的精神狀況治療方法只是以藥物為主。在路得與我見面時，她被處方重劑量的抗精神病類、抗抑鬱類及抗驚厥的藥物。抗驚厥的藥物除了用於癲癇症外，亦因為有穩定情緒的功效，而用於精神病患上，它亦對抗抑鬱藥物有增強作用。

路得一直經歷很多回時間遺失(time-loss)的狀況，由數小時至幾天不等。對於遺失的時間，她對做過甚麼

事情或去過甚麼地方都沒有任何記憶。她能夠聽到腦內的聲音在對話和爭論。他們指示她去傷害自己，去做一個適當的母親，或是跟隨「撒旦」。[18] 路得與那些聲音一直有對話，就像他們是獨立的人物。

她記得那些聲音在她的童年時開始出現。她再追溯那些內心的碎片。第一次的分裂出現在母親對她施以嚴苛的懲罰後，那時她只有三歲。路得數出了十七個角色，她把他們命名為 人物 A、人物 B、人物 C 等等，諸如此類。她對於每位人物都有基本的描述，而她亦能聽到他們在說話。

在她記憶中，她每天都以自我傷害的形式來懲罰自己，及放血以獻給撒旦。有一次，她故意把一根針刺進右手臂來懲罰自己。醫生經過檢查後指，若然做手術移除縫針，將會對手臂肌肉造成重大損害及失血過度，因此縫針仍殘留在左手臂內。

直至最近，她對於十二至二十四歲時的經歷並沒有任何記憶。

---

[18] 這裡可以理解為在聖經中提及那個墜落的天使或她的施虐者。我沒有去尋找它的定義。這亦有可能是指那個施虐者有著如撒旦的特性，亦有可能是她的內心鬥爭的隱喻——一方面被撒旦拉扯，而在另一面則有神的存在。這亦可以代表兩者的融合。無論那是代表甚麼，那確切的代表對於治療並沒有非常重要的關係。

路得的秘密

路得一直隱藏著一個不為人知的秘密。就連她的家人也不知道這個秘密。那個秘密就是，路得一生一直被連續強暴和調戲。第一次強暴發生在她七歲的時候，她被兩名父子鄰居輪流地性侵犯她。引用路得的字眼，更多的調戲與折磨出現，讓她受到其他鄰居的欺凌。有些行兇者更為社區及警察所知，可是他們都沒有受到法律的制裁。

多年來，路得獨自一個藏著這個秘密。她從來沒有把這件事告訴過任何人，包括她的老師或視她為抑鬱症患者的醫生。她對於所承受的虐待沒有任何記憶，直至某次被警察調查問話，談及其中一位在後來虐待過她的主要施虐者時。當時警察在搜集證據，以正式控告那個人。此事件發生她來向我求診前三年。

在警察問話時，有些回憶被勾起，她把過去的一些受虐經歷告訴一位警員及輔導員。在她十七歲時，當路得的父母離家遠去500公里以外，她的嫂子帶她到其父親家裡。這名男人就是後來警察的調查對象，路得形容他是魔鬼撒旦般的。他住在一個偏僻地方，他餵養著狗並擁有槍械。他善於操制別人的思想。他以槍恐嚇路得，把槍指向她，並利用催眠去操控她，讓路得把他視作情

人。她反覆回到他的身邊被他傷害，被他虐待。這情況約每星期發生三次，一直持續數個月，至後來幾年仍偶爾發生。

這些被勾起的回憶緊隨著充滿驚恐的回閃反應，亦讓她有更頻密的自我傷害行為。

路得提醒我不要提及某一些會勾起她驚恐及回閃記憶的字眼，例如：放鬆、狗、鬍子、髭、黑房、治療師、洗澡及裸露，都是觸發點。而僅僅提到她拍照已經會引發她的回閃。

診斷

聽完路得所分享的過去，我毫無疑問地為她暫定了解離性身份障礙此一診斷，而這個判斷已足夠去協助她的治療，亦沒有迫切需要去確認此診斷是否正確。實際上，過於急切去確認反而可能出現反效果，達不到預期的目標。因為此診斷會藉著與路得直接互動及交談，隨著時間而確認。

路得對於患有解離性身份障礙這個標籤不感興趣，她對於被下了其他的診斷標籤更感到氣憤。然而，對於她來說，能夠復原意味她可以取回孩子的決心，遠比起疾病的診斷更為重要。

顯然，路得承受了嚴重的創傷經歷，有些詞語或字眼會讓她記起可怕的過去，會導致她經歷解離。她腦海裡爭論的聲音，是她在經歷虐待後出現的一群分裂人格。

當治療師面對病人談及聽到有聲音時，傳統的做法是會將懷疑指向精神分裂症的可能性。然而，精神分裂症基本上是一種思想障礙（思想上的混亂），而路得她的說話有紋有理（有邏輯、有組織的），所以我排除了精神分裂症的可能性。

路得感到一直被家人、社區及教會拒諸門外，她強調在她的人生中被不停地批判和批評。她的痛苦從未得到承認。

路得與一位十分粗暴的丈夫結婚，直到經歷過極痛苦的衝突才決定分居遠離傷害。然而，教會牧師反對她離開有暴力傾向的丈夫，指責她為不忠貞的罪人，讓她成為了代罪羔羊，而那兩名小孩則在沒有得到她的准許的情況下被帶到另一個國家。使用腦電盪療法或任何抗抑鬱症藥物對治療她的抑鬱情緒並沒有任何效果，她的前景顯得不明朗，停滯不前。考慮到她的過去及處境，顯然抑鬱是一種正常不過的情緒反應，而不應視它為一種病態。

被「魔鬼撒旦般的」施虐者性侵犯的經歷，看起來很怪異。得到路得的同意後，我與一直調查那位施虐者的警員了解狀況，知道這男人是其中一位施虐者，警察也清楚知道他的行為。他在受害者們面前扮成治療師，而他會使用槍及狗隻作施虐的工具。

除了路得以外，還有其他受害者，然而警察未搜集到足夠證據去正式控告他。警員審問了路得數小時就是為了編製及整合有關他的資料，但基於路得記憶較為模糊，難以在庭上作有效力的證人。警員們的審查讓路得勾起了些不愉快的回憶，亦讓她出現了回閃症狀及更強烈的自傷行為，也增加了住院次數。

此外，我亦在得到路得的同意下，與她的一位學校老師通過電話對話。由於路得自高中起已經認識那位老師，所以老師了解她家庭狀況，確認了路得所承受的過去，並給我寄了兩封十幾頁手寫的信，內容詳述了路得早期生活。這些信件更確定了路得在家庭及社區中所承受的創傷經歷。

創傷帶來的後果：從童年到青少年時期再進入成年期

幼年時，路得受到長期的性侵犯及情緒虐待。及後，她成為被性侵犯、情緒虐待及身體虐待的對象。那種

情緒虐待乃來自家人對她的排擠，尤其是她的母親及那個極為保守的鄉郊社區。

路得對於癲癇症發作而引起的身體反應，例如失禁及/或排便問題感到羞愧。她在這個社區成為被性侵犯的目標。當她有過一次被性侵犯的經歷後，她被其他人視為目標，後來一個接著一個傷害她，直至她遇到我。解離的狀況出現在她三歲時，一直持續到成年。

在路得十七歲時，對她造成最破壞性、最創傷的施虐者藉著情感操控及身體折磨來恐嚇她。施虐者扮成一位治療師，以催眠來操控她。這產生了一個人格，病態地而因此路得依附著這位施虐者。路得受制於催眠後暗示 (post hypnotic suggestions)多年來持續回到施虐者身邊。

性侵犯經歷讓這位孤單的、易受傷害的女孩出現了意識的分裂，緊隨著一連串的解離反應。這種意識的分裂一可以說是一種 功能性的巧妙（functional ingenuity)：由於只有一部分的意識面對著無法承受的創傷，其餘的意識部分得以倖免。這種策略的成功，讓「分裂」成為了日後面對壓力時的預設反應，尤其是日復日承受著類似的壓力時。

當路得跟我接觸時，她已經有很多不同的交替人格，包括一些覺得自己是不潔和骯髒的、認為自己受虐是應得的，以及那些指示她去傷害自己的人格。

發展一個複雜多重的系統（Complex Multiplicity System）

在所有患有解離性身份障礙的患者中，每一個交替人格的出現都是為了滿足「系統」（system）[19]的一些需要。路得有很多簡單的交替人格，破碎的，以應付某一特別的創傷經歷或生活壓力。Putnam認為一位患者在童年時經歷的創傷愈多，她／他的系統會（無意識地）創造愈多的人格。[20]通常一位患者會有大約八至十三個交替人格，但有些亦可能出現100個或以上。我在路得身上正正發現了這樣的狀況。當出現上百個人格，大部分皆顯然是人格的碎片而已（fragments of personalities)，而非能單獨處理日常生功能的交替人格。[21]

---

[19]編者按：意即，整個人。

[20]Putnam, F. *Diagnosis and Treatment of Multiple Personality Disorders*. The Guildford Press. New York, NY. 1989, page 123.

[21]我沒有刻意區分那些有執行能力的替交人格與那些零碎的人格碎片;他們只有有限的情感、行為及生活史。我的想法是,兩者沒有明確的分別，因為他們的能力似乎是分散在同一個光譜上。我將所有解離的部分（dissociative parts) 稱為

路得最初似乎有十七個破碎的人格部分，後來發現有三十四個。及後，她繼續發現有更多的人格出現，直到離開治療時，她發覺有多於一百個分裂的人格碎片。她一再強調地告訴我，那些交替人格並不是在接受治療時所產生的。

雖然隨著時間流逝路得發現愈來愈多的交替人格，但她對於那些人格的身份並沒有感到困惑。事實上，她反而有種非凡的能力去分辨每個人格。她清晰的記得在七歲被強姦時，四個人格部分分裂了出來以處理那恐怖的創傷經歷。這個例子證明解離反應的千變萬化，幾個人格部分可以掌管／處理著同一件重大創傷事件的記憶。

路得說明其中一位人格充滿著自我厭惡，會稱她為「污穢物、垃圾、毫無價值的……」。大多數的人格會自由地跟路得對話，但有些則會藉著書信溝通。每位人格都有不同的手寫筆跡，而且頗為清晰和一致的。我曾經對比一些給我寫信的人格兩年來的筆跡，在數年後那些人格的字跡仍沒有改變。

路得的人格種類多變且複雜：有些簡單的人格是（無意識地）被製造出來，似乎是因為要負責掌管一些自

「交替人格（部分）」（alters）。詳情可見 Putnam 的書籍，參考前一註釋，第 104 頁。

我貶低和厭惡的情緒；其他人格則是較為完整的、有非常獨立的意識形態，他們都具有執行層面的功能（executive level functioning）。

儘管很多解離性身份障礙患者的主人格並不察覺到身體內有其他交替人格的存在，路得很早已經得悉自己有不同的人格部分。可是，對於其他交替人格的過度情緒，她卻不懂得如何處理，特別是那個一直使她自殘割傷手腕的交替人格。這存在著風險，因為她有些交替人格可能會隨時失控，造成危險。日復日，路得那些患有創傷後壓力症（PTSD）的交替人格威脅著要結束他們的生命又或是要求與魔鬼相會；其他交替人格則因為那些恐怕記憶的侵擾（intrusion）而控訴。

儘管路得表面顯得平靜，她的內心世界卻充滿很多衝突和矛盾。很多交替人格有著不同的世界觀及擁戴的信仰、人物，有些深信他們是屬於神的，有些則相信自己是屬於出自聖經中的魔鬼撒旦。

治療的開始

對於患者及治療師而言，初次見面的接觸是很重要，而整個氣氛會影響後續的治療效果。在見面時，患者會

觀察及評估治療師，而治療師亦同樣在觀察和評估患者，所以初次的溝通多以非言語的形式表達。

路得專程從數百公里外而來，就是為了見我，一個從未接觸過的治療師。我們的面談是我的日常工作。如果她決定在一段不確定長期的時間裡把我當作她的治療師，這意味著她需要離鄉別井搬到一個陌生城市重新生活。

經過兩次初步面談後，她平靜的告訴我她選擇了我做她的精神科醫生，而她已有心理準備及安排會搬到溫哥華來繼續治療。這位年輕母親的堅強及決心讓我對她留下了深刻的印象。她充分的使用在治療室的時間，讓我差不多能完全清楚她的過去。這種積極的接觸對新病人而言是較少見的。

儘管路得曾接觸過很多醫生及精神科醫生，她從來沒有告訴過任何人關於她被虐待的經歷，直到警員因為調查其中一位施虐者的資料，她才說出被虐的過去。而她亦從來未向任何人透露過自己的多重分裂（multiplicity）的症狀。

過去路得接受的面談和評估之時,也許沒有一個讓她談及重大創傷經歷之機會。或者，過去評估面談的環境從不讓她有足夠的安全感來把事情說出口。也許，她曾透露過她的症狀及過往經驗，卻被認為不重要。也

有可能是，過去的面談員將那些解離症狀當成思覺失調及抑鬱症來處理。

雖然路得終究決定把她受虐待的童年經歷告訴輔導員及警察，但她的說話對復原未有起到作用。警員認為她的記憶不穩定，不能作為檢控施虐者的證供。可是，當她道出自己的創傷經歷後，她顯得更為脆弱，結果造成了再度創傷（retraumatization）的危機。僅僅談及創傷經歷並沒有用，若沒有事後處理及治療上的恰當支援，可造成了再度創傷的負面後果。

這例子說明為何患者很少直接對童年施虐者提出控訴。他們的記憶較為模糊，而且出席審訊時被提問所造成的壓力讓他們難以承受。對於受虐者，這意味著，當他們說出自己受虐創傷經歷，他們並不會得到充分的信任。這亦成為了一個給施虐者利用的惡性循環。

我在治療中的目標是協助路得改善她的多重分裂並處理過去的創傷。我需要了解路得的人格們如何運作，及如何影響她每天的生活。儘管我尊重每一位人格及他們的角色（如何使路得在創傷之中倖存下來），我對他們只有關懷。

我們毋須知道施虐者用了甚麼方法去折磨病者。

同樣地，我對於路得所承受的被虐經歷的具體細節不感興趣。不論是施虐者用了甚麼方法去折磨她，又或是甚麼變態程度的性侵犯傷害，都不是治療心理創傷關鍵。當下最重要的事情就是要先處理那些有創傷後壓力症症狀的人格，因為他們承受了很多不能處理的創傷，他們一心只想能完結痛苦的人生，得以解脫。

接近多重人格

我們毋須知道一個患者確實有多少個交替人格存在，只要知道人格有沒有自殺傾向的、自毀的或敵對的計劃。 因為有敵對念頭的人格可能會對人格群組造成不和諧。只要所有人格能互相協調，不管是五個抑或是五百個人格在內，亦沒有所謂。

縱使有些關於解離性身份障礙的文章建議以合併所有人格為單一人格為治療目標，這從來都不是我希望達成的目標。我的治療方向是如 Putnam 所主張的，協助眾多交替人格發展成為一個功能得以發揮的小組。若把所有人格合併為一，當他／她受到生活的壓力時，因沒有解離的方法作保護機制，未必有足夠能力保護自己，反而會造成危機，亦加深了在將來再次出現分裂的機會。特別是遇上一些與過去創傷相似的狀況，或勾起回憶的字詞時，更存在著一些風險。

為了促進與不同人格的溝通，我邀請路得把她內心世界的人格列出一個名單，建議可以數字來代表每個人格。她最終列了三十四個數字，替每位人格作了一些簡介。我們很快發現不容易以數字作代表，所以路得決定為每位人格起名字，這比把人格們以數字作代表更為容易記住，亦更有意義。

在路得的體內，差不多所有人格都知道大家的存在，並分為不同組別。最初時，有一群非常痛苦的人格帶著未經處理過的恐懼情緒存在，他們會經歷回閃，而會讓其他人格記起更多受虐的細節內容。由於我只能每星期與路得見面三至四小時，有一群人格即時組織起來，與我一起協助路得的治療，他們能每天二十四小時，每週七天，無時無刻留意著路得的狀況。

大多數成功的解離性身份障礙治療，都需要直接與交替人格對話。毋庸置疑的是，交替人格所承受的創傷經歷與感受需要得到處理。此外，獨立的人格可能有很多狀況需要面對，亦有些內在的掙扎未處理，他們需要一些指引去跟其他人格和平共處，互相協調。

當我跟路得解釋了解離性身份障礙的狀況，我邀請路得與每位人格對話，並藉著交談中介紹他們給我認識。治療以主人格把手寫的記錄由家裡帶到治療室開始，這些都是路得在提問其他人格時的回覆，她把一字一

句都記錄下來。以下輯錄了其中幾段路得與其他人格的對話，這些書信在早期的治療環節被帶來，以了解狀況。

人格1

路得：「你可否介紹自己及你的感受？」

「我是帕梅拉（Pamela），我是撒旦唯一的孩子，然而我的另一個身分亦是他的妻子。他愛我而我亦愛他；他令我感到更完全和有控制權。神的子民經常傷害我，我不喜歡你的神。我是由撒旦所創造的；我是屬於他而他亦是屬於我的。我有責任在每方面都遵從他，所以我會為此感到高興，因為我們是永遠被綁在一起。我亦喜歡他給予我的性快感與能力。」

人格2

路得：「你可否告訴我你叫甚麼名字，還有為何你享受及想得到肉體上的痛楚？」

「我是格倫達（Glenda），我是長期不愉快經歷及痛苦之下而出來，特別是肉體上的痛楚。總是由我來承受所有痛苦。我不懂得如何以其他方法去生活，除了一直經歷肉體的痛苦（原文如此）；而我亦接受了並希望得到痛苦，因為沒有其他讓我感到正常。」

路得：「你不覺得那些痛楚使你得痛苦嗎？」

「不覺得。多數的時間我並沒有感覺到痛楚,除了那些極為殘酷的折磨(原文如此),我會感到有點痛。然而當那種痛消失得太久,我會感到不習慣和不完整。這時候,我就會對自己身體做一些讓自己感到痛楚或不安的行為,至少讓我感到較為完全及正常運作,否則我會感到迷失。」

人格 3

「我討厭你的家人!我討厭你的家人!我很憎恨他們並不想再見到他們。他們討厭我。他們討厭你。他們討厭我們所有人。如果不再見到我們,他們一定會感到很高興及輕鬆。他們不會理會我們是否無家可歸、沒有衣服穿及身無分文,或其他有可能出現的緊急情況。他們的目的就是為了探聽我們的生活並作出破壞,又或是做任何讓我們的生活更艱苦的事情。他們不在乎我們是否被困在無路可去的狀況之間,沒有朋友又沒有金錢、還是作技工的$200還是$300。他們只會作出批評及對我們作出沒用且無知的糾正,並稱所有經歷為幻想。我很憎恨你的家人並不想再見到他們。」

人格 4

路得：「你叫甚麼名字？你為甚麼割傷、割破自己讓血流出？」

「我是嘉莉（Kerry），我充滿內疚、罪惡感和自責的感覺；我做的所有事情沒有一件是對的。我是應該受到懲罰的，應該要讓我感到極度的痛苦，而且我亦不值得得到這些寶貴的血。我很討厭自己的人生，因為我太可恥及污穢的。我對於世界上的人告訴我關於我的惡行感到很憤怒，他們的假定、批評和譴責讓我認為我最應該受到極度殘酷的刑罰和折磨，而對自己施刑就是我的職責及目標。那些痛楚及流血的感覺很好，而我也不介意對我的身體有甚麼影響，最重要是兩者都並存。」

路得：「你有沒有其他讓自己可以發洩憤怒情緒及自我憎恨的方法？」

這些與每位交替人格的對話記錄繼續下去，最後每人亦有兩至三頁的筆錄內容。以下是在書信了解後，根據名字、年齡及功能的簡略介紹，讓我們對路得的內在世界有更多了解：

	名字	年齡	背景/功能
1	帕梅拉 (Pamela)	17	屬於撒旦，與魔鬼成夫妻

2	嘉莉(Kerry)	17	自我摧毀：專注於痛苦、流血及懲罰
3	格瑞夫(Grave)	8	被性侵犯，感到不潔、骯髒的
4	格倫達(Glenda)	?	一直留著肉體被折磨的記憶，沒有痛楚難以正常生活
5	傑夫(Jeff)	?	保護者／自我犧牲；為了保護別人甘願做任何事情
6	喬伊斯(Joyce)	3	對家人感到反感；憤恨家人
7	莎莉(Sally)	15	有自殺傾向，感到無望和沒價值；被操控去自殺
8	珍亞(Jane)	10	組織者，給予方向，理性的。她是一個朋友亦是一位協助者
9	瑪莉(Mary)	16	極度的不信任人，非常恐懼會被槍斃，憎恨槍械
10	蜜雪兒(Michelle)	7	緘默的，被掩著口及重覆地被強姦。對男性充滿恐懼。感到污穢的

那時所知道的三十四個人格都有個人的背景和功能，他們年約三至十七歲。我不知道在為他們命名之前路得怎樣把各人的背景記下，但明顯的是，在路得這個思想系統裡，他們皆能被分辨出來。

在後來的面談間，出現了不同人格重覆地談及某一個主題內容的狀況，而治療師需要特別耐心去聆聽他們重覆的主題才更深入了解路得。我堅信若果不同的人格亦重覆某一個主題的內容，這代表他們認為那部分需要得到關注及治療。

年幼的交替人格不論在思想、感覺、言語、甚至有時候在寫作時，都顯得像個小孩子。這能反映他們如何看自己，即使現實已是成年人，而治療師亦要格外留神避免把他們視為成人對待。

當交替人格出現時，治療師需要完全專注於他們，因為他們需要得到關注才能痊癒。那些盛載著創傷記憶的人格一直在等待被聆聽、被安慰，希望有人能關心他們。尤其幼小的交替人格，特別需要得到別人的關愛，才能讓痛苦記憶被淡忘，從傷痛中復原。當小孩跌倒而哭泣時，沒有人會因為怕小孩依賴自己而忽視小孩，反而關心小孩會否受傷；仔細照料傷口並說出慰藉的話語才更為妥當。這個比喻其實亦適用於跟受傷的幼童人格接觸時，以便用來提點自己。

每當路得把與交替人格的面談筆錄內容帶到治療室時，我都會在她面前大聲朗讀，並稱呼寫下文字的交替人格之名稱。與此同時，我告訴路得的內心系統，我期望所有人都在聆聽。藉著這方法，我除了能直接與某

些人格對話，亦邀請其他人格在有需要時可以對我表達感受，以協助他們處理創傷經歷。這種直接的個人接觸，讓我與那些有聯繫的人格們建立治療聯盟關係。同時，這亦提供了一個渠道，讓那些未能信任我的人格了解我的治療，而大多數的人格們對於我的支援及鼓勵都很樂意接受。

當面對那些初接觸治療師而顯得抗拒及恐懼的人格們時，耐心與他們溝通、聆聽是關鍵的因素。有著耐心，我成功贏到了那些與我對抗的人格們的信任。那些有自毀行為的人格變得柔和，而他們那些較為誇大的情緒得以減輕。最後，只餘下幾個較倔強的人格，他們因拒絕轉變，而需要更緊密且集中的治療。經過善意的指導、了解及同理心，他們最終都願意作出改變。他們的轉變消除我的疑慮，讓我更放心知道我的治療方向正確。

若想與交替人格逐一對話必須全神貫注，並需要在沒有甚麼生活上的事情影響而偏離方向的狀況下，這樣需要用上兩年半的時間去了解他們。由於有太多交替人格存在，所以不大可能與每位人格亦接觸得到。當一個交替人格希望得到直接的治療介入，我會整理對話以便讓其他交替人格亦能參與，作為一個小組治療。譬如，當我與一大群人說話時，我會把說話方法轉換

成讓其他人格視為與個人對話的感覺，這方法能讓那些有著相似的創傷回憶的人格感到舒緩。

就如我所說，互相配合及溝通是需要的，藉著互相認可及支持，交替人格的系統慢慢得以形成。他們沒有形成集中權力的單一性格，反而轉變為一個能完全運作的聯盟。當系統與各個人格們只經驗過施虐者所帶來的負面但全心全意的關注時，他們過去從未過其他人類給予的*正面*而全心全意的關懷。治療中給予的關注，即使只有數分鐘，亦足以帶來轉變。這顯示了在正確診斷下，真正的心理治療是有其功效的。

處理過去的創傷

為了鼓勵人格互相配合以達致復原這個共同目標，我的治療目標是協助路得去處理由施虐者帶給她那些內化了的（internalized）創傷。當治療一直進展，路得記起更多關於創傷經歷細節的畫面。

這些再被勾起的往事對於路得來說是極度不安的。當患者提及這些難受的往事，治療師需要保持冷靜地聆聽內容，亦絕對不要鼓吹患者去公開內容。不需要鼓勵又或是阻止患者去談及被虐待的細節內容。只需要專注聆聽人格所提及的經歷，並認可他們所承受的痛

楚。為尊重患者所記下及承受的痛苦，治療師的角色是一個有同情心的見證代理人；*協助患者認清她此時此刻（here-and-now）在那裡，而且當時當地（there-and-then）已經不再存在了。*這種定點的專注聆聽有助復原。

路得把幾頁面談內容及日記帶來見我，而且亦帶給我一些畫作、詩及很多書信。有些信件是由其他人格寫的，有些則是路得──主人格──自己寫的。有時候，路得會為某幾個較為膽小的人格擔當起中間人的角色，跟我溝通；他們想跟我對話，但需要一些鼓勵和支持。他們從來沒有被認可，亦從未有任何機會接觸過不批評他們的人。給予他們機會，去跟一位樂於接納他們而且願意耐心聆聽他們的治療師放膽說話，這樣的治療是充滿價值的。

考慮到路得在這生活的關頭，她需要完全真誠、認真去面對內心世界的治療工作，才能達成目標，再次取回兒子的照顧權。她為了接受治療而甘願搬到一個既陌生又沒有其他支援的城市居住，她的決心和勇氣是驚人的。這些特質，以及正確診斷及恰當治療，讓她能處理過去的創傷。與此同時，其他人格亦因著愛心的關注，一個接著一個得以療癒。

復原的進展：孩子回到身邊

有著模範的決心和效率，路得不僅在治療上有所進展，亦開始申請社區援助。她成功找到房屋居住，有自己的家園，並與一間教會聯繫。在治療的六個月後，她自己感覺良好，覺得能夠照顧小孩，並非常期待他們早日回到自己身邊。

對於要領回孩子這件事，我邀請了每一個交替人格去寫幾句說話，我亦問他們有沒有任何關於孩子的安全問題需要受到關注。意想不到的是，所有交替人格都支持孩子回到路得身邊，包括那些最負面的人格亦同意。他們都向我保證孩子在回來後會安全生活。因此，我給她的律師寫信，表明我支持她重獲兒子們的決定。

路得重獲孩子們的法律手續是簡單直接的，因為她從來沒有簽署同意書把他們送走。代表她的法律援助律師只需寫一封信給她在美國的親戚，讓他們直接把兩個兒子送回路得那裡。律師提醒那些親戚，若他們不合作把孩子交還，律師就會通知聯邦調查局，並指控他們綁架。

在指定的日期，孩子回來了。他們與很多居住在加拿大不同地方的親戚一同來到我那細小的治療室裡。那些親戚都顯得很憤怒，空氣中瀰漫著敵意的氣氛。他

們要求我解釋為何要作出如此不負責任的決定，讓這個曾有長時間企圖自殺及有多次住院紀錄的路得，再次接回兩名兒子。

他們那種懷有恨意的憤怒氣勢，給了我一些啟示，讓我了解到路得一直承受著家人的批評及嫌棄。家庭成員們都對精神疾病並不了解，當然對解離性身份障礙更沒有任何認識。結果，他們只看到路得行為上的那些負面影響。因著這原因，我相信他們是真心擔心兩名男孩之安全的。儘管氣氛充滿著敵意，路得冷靜及自信地面對那些帶著怒容的家人。

對於我，我是他們攻擊的目標。路得的母親開始在多人喧鬧的聲音之間，以信仰上的問題來給我考驗。對於她來說，我是否適合成為一個治療師完全在於我能否通過她提出的基督教信念與信仰問題之測試。我不敢想像若然我是一位猶太教徒、佛教徒或是穆斯林教徒，我的結果會是怎樣。

路得與兩名兒子安頓在一間新的公寓，有時候她會把兒子們一同帶到我的治療室。兩名孩子看來潔淨、開心、亦得到妥善的照顧。當路得在接受治療時，兒子們會興高采烈地跟我秘書互動及說話，他們多數亦在忙著以蠟筆繪畫。

路得開始結交了幾位朋友，而她亦會邀請朋友們到訪家中，一起享用火雞晚餐、自製麵包和芝士蛋糕。在另一次機緣下，路得主動為公寓大廈的開放參觀日製作一大盤曲奇，她對自己的新生活感到滿足及快樂。

與家人的價值觀的衝突

儘管有著這些正面的活動和改變，路得心裡仍對於母親及某些兄弟姊妹懷有憤怒和恨意。實際上，的確有充分的原因解釋為何路得會對家人如此反感，不論是過去和現在。她收到不同家人寄給她的信，批評她、審判她，並反對她離家出走和找一個按她意願來決定的治療師。

在她成長的社區，沒有任何人會認同精神科是適合路得的治療法。因為他們視路得的病患為信仰上的問題，而不是創傷的後遺症或是解離性身份障礙的影響。某次她母親在電話裡對她說她並非患有解離性身份障礙，「這是魔鬼撒旦把惡魔放到你體內！」母親喊道。路得以清晰及平和的語調回應，「若你愛我，你應該慶幸，那是我的心讓這些人格分裂出來使我可以繼續生存，

而不是訴諸撒旦。若我的思想沒有分裂，我定不能活下來說出一切。」

路得教會的牧師領袖也加入起來，慫恿並高聲地否認這是解離性身份障礙。那牧師領袖更給予壓力，使壓力要求路得與那位已分居的暴力丈夫和好。

療癒之路

當路得初次與我見面時，她把佈滿自我傷害疤痕的一雙手臂以衣物遮蓋著。在治療中，我沒有把專注力放於她的自毀傷痕。我不想把注意力及時間給分散，而想集中於核心問題：我的目標是希望幫助她處理心理的傷痛，並得以舒緩及復原。有一次在治療期間，她問准我的允許離開診所進洗手間。回來時已割傷了自己。我對此沒有大反應。只有後表示適度的關懷。對於她的自傷行為我只在治療開始及完結時問及她的狀況。我相信若治療對她有幫助，那些自殘行為將會漸漸地消失。

由於路得有太多的人格，而且亦有太多事情需要得到治療，所以需要替路得製定方向。在後來當我得知她有著百多個人格，才發現原定的兩年半時限實在太短

了。因此，我讓她的系統去決定處理事情的優先及與人格接觸的次序。

或許我那時應嘗試直接的處理她那些割手的人格，然而我相信她的系統自我保護的智慧和倖存能力。我相信，若路得接近極危險的傷害時，其中的「內在保護人格」會出來主持大局，讓身體免受傷害。我深信路得有動力及決心作出改善，能撐得過來，渡過危機。而結果，在兩年半的治療期間，她的自殘行為由每日幾次，減少為個每個月一次甚至更少。

當路得開始定期接受心理治療後，她不再抑鬱。她好像充滿活力，也有了目標，特別是當她的兒子們回到她身邊之後。她迅速為兒子安排了學前班及日間托兒服務。我不相信她需要藥物的改善抑鬱情緒，所以我把她那些高劑量的抗抑鬱藥物都減掉，而這種轉變並沒有讓任何事情發生。我亦諮詢了她的神經科醫生，成功把那些她在一直服用的抗驚厥的藥物都完全減掉。

在治療過程中的其中兩次情況，主人格在檢查的電話費用單據時，發現她有過長途的通話紀錄，並得知其中一個人格與過去的施虐者保持聯絡。有兩次，當那位人格出現，她把兒子們安放到車的後座，然後駛往北面希望與「撒旦」團聚。幸運的是，在駕駛了大約一百六十公里到達另一城市，就會被另一位像「保護

者」般的人格取代,把路得和她的兩名兒子安全地送回家。作為她的治療師,我有很多大的擔心;但我須要保持冷靜。

可能會有人疑問,為何路得或是其他受虐者會視施虐者為情人。除了受催眠的影響外,那施虐者其實是除丈夫以外唯一給與她親密接觸的人,而她亦從來未有過一段沒有虐待的關係。這樣分析的一個關鍵因素是,她的解離意味著,那位視施虐者作情人的人格,並不記得那位施虐者對路得的殘酷行為及折磨。

信仰中之鬥爭

矛盾的是,在成長時的信仰雖然與她所承受的痛苦有複雜的關係,然而那些信念亦協助她的康復。而且在她心中,她的交替人格分裂成兩個陣營;有好的(耶穌)與邪惡的(撒旦)。由於一邊的人格一直與另一邊的人格陣營衝突,路得會不住的祈禱希望得到上帝的支持及指引。

在信仰的拉鋸戰中有點突破,那是源自於路得自己,在我沒有唆使的情況下,她巧妙地,從內在家庭裡安排了一位有說服力的傳道治療師人格,來處理有著撒旦追隨者人格的問題。最終,路得那位有能力的傳道者人格成功改變了那些追隨撒旦的人格。在很多其他

治療個案都有此例-藉著內在幫助者（inner helper）而助患者康復。

路得對信仰有著堅定不移的信心。她使我明白到，若沒有那堅固的信仰，路得會屈服於多年內因著被隔絕而累積的痛苦與絕望感覺。有一次，她請求我方便時打電話給給她。那是一個很有意義的行動：為了給予一位在「轉變」邊緣的人格一些鼓勵。那是個最悲觀及充滿負面情緒的人格，那位人格一直「受制於撒旦的擺佈」，但因傳道者人格的努力，她漸漸「改變信仰仰望神」。路得深信這位人格的轉變，讓她更有決心面對那些影響治療與復原的強大阻撓，而在處理阻礙力量時，若能讓人格們參與，對治療過程會有很大的動力和成效。這是路得在診治時間外要我為她做事唯一次的請求。

省立醫學院是禁止醫生在治療過程中談及或參與信仰事情的討論。我們的牌照是以醫學實踐為主，並不是傳道說教。因此，在治療中要保持界線，同時亦對交替人格提供支援讓他們在內在履行責任，這一點是重要的。後來我致電路得，在那次電話內，並沒有對那位負面人格說教，但我衷心的支持及感謝那位傳道者人格在信仰問題上所付出的努力。

儘管治療是密集的，也需要我的大量時間和精神集中，但路得很小心不讓自己過於依賴我。她只有那一次在治療時間外致電給我。而我那位接受過社會工作訓練的秘書，亦對路得提供支援工作，鼓勵她一直在治療中與我見面。

治療的成果

在治療的開端，我對路得作個承諾，就是要她不再回到那位暴力對待她的丈夫身邊，又或是不要與任何人有感情關係，直到完成心理治療為止。她遵守了那個規定有兩年半，後來她決定回到那位丈夫身邊並突然地終止治療，而在那時的她其實有著重大的進步。幾年後，她終於正式永久地與丈夫分開。

在這些年，她藉著與我秘書偶爾的書信來往，與我保持聯繫。在信中，她提及自己一直經歷著婚姻的虐待與其他問題。在十二年後，她邀請我到訪她現時的住所。由於我需要到加國東面處理其他事情，所以我決定順道探訪她。

當我與她再見面時，她告訴我在終止治療後所發生的事情。在終止治療後，她回到社區生活。她以為丈夫已改正做人，她回到了他身邊邊。但他仍舊有暴力行為，

而教會仍對她有苛刻的批評。而那位對路得加予壓力要求她回到丈夫身邊的教會領袖，仍然強烈的否定了其解離性身份障礙的診斷。然而，當路得在心理及身體上康復後，亦有照顧兩名兒子的能力時，她毅然決定永遠離開丈夫及教會，搬到另一個省份，一個氣氛融和及給予支持的基督教社區繼續她的生活。

她不再需要服用任何精神科藥物又或是與精神健康服務員聯絡，縱然她需要在新社區上有一些在教會輔導員的幫助。慢慢地，她甚至亦開始跟她的母親及兄弟姊妹建立關係。

路得告訴我她分裂的交替人格總數至少有475，她再次強調沒有一位是在治療中製造的。康復後，所有的人格能共同相處，作一個能完全運作的聯盟。在離開時，她給我一張有著不同字跡和簽名的感謝卡，而在十年後我仍然能分辨某些交替人格的字跡。

我接觸了在這個基督教社區的長者，他們都支持路得，及對治療所達成的結果感恩。儘管路得面對了很多困難和艱苦，最終她能克服障礙，戰勝難關。

路得在多方面都是獨特的。即使她的周遭充滿悲哀，然而主人格卻很有動力、很積極地尋求幫助，接受治療。路得對神堅定的信心，給予她與別不同的力量和優勢。此外，她亦完全專注於康復。她的謹慎心思讓

她很積極及充滿警覺。她不是盲目地聽從指引，而是經過審慎評估後再決定非常勤勉認真地依照指引。

路得對於心理治療的反應較為戲劇性的，與其他受創傷的病人不同。我從來沒有遇過一個這麼願意服從而滿懷感恩的病人，我相信在治療中能有著這些正面的結果是因為她有堅定的信仰與信念。於她而言，我只是「由神差派來的使者」來讓她的生活得到轉變。

這裡的重點是要了解患者們的優勢、信仰及其他不同地方的重要性。治療時，不應否定信仰，或否定信念能在患者的康復道路上有著重大角色，給予復原力量。

路得接受治療的經濟考慮

路得為期兩年半的每星期三至四小時的集中治療，對比起我或其他同行的病人們較為不常見。由於治療時數及支付費用比起其他病人高，得到醫療保險公司的關注。我收到一封警戒信要求我把路得每星期接受的心理治療時數縮減。回信時，我把路得在與我見面前的十二個月的醫療費用及在接受我的心理治療後所支付的醫療費用作對比，並指出所減少的支出。

在接受我的治療時，她並沒有與其他精神健康專家見面，亦沒有使用任何醫院的急症室服務。此外，她亦開始逐步減少服用其他昂貴的精神科藥物。由於路得

申請了社區援助，所以即使有藥物費用，亦是由社會分擔。在與我見面之前，路得曾住了五個月院，而住院費用（未計醫生診金及出勤費、藥物及其他醫療開支）達到每天$800。當醫療保險公司收到我的回信，他們保證我用在路得每星期的心理治療時數並不會受到限制。

當我收到醫療保險公司的保證，我感到欣慰，因為一直以來我與路得的治療能為社會作出不少具體的好處。我亦很感謝省政府的醫療保險計劃能夠彈性地因應著個人原因而調節受保金額。

對於路得狀況（解離性身份障礙）的正確診斷和治療，減少了至少未來無數年份無必要的人力資源浪費、醫療資源浪費、醫療開支龐大、床位空缺／佔用問題、精神科診金開支問題及其他社區服務不足問題，讓更多的資源可作儲備。這條數很難以金錢去計算，但無可置疑可節省大得驚人的資源。我對醫療保險公司作出的回應只是過去十二個月的醫療費用，而不是那些被社會大眾這二十年來一直分擔的醫療開支。而無可計算的是，一個年輕母親及其兒子的解脫，重新獲得一個充滿希望的將來。

慢性的精神科障礙及管理都是讓精神科及社區資源增加的重要因素，然而這是一個醫療上的漏洞。路得以

往因患病而用盡不同的醫療保健服務是一個被稱為「超級用戶」的個案例子。根據美國衛生健康研究與質量機構的統計，有1%的人口是「超級用戶」，因他們涉及了21%的醫療保健開支。[22]

在醫療保健制度中，路得並不是唯一一位被錯誤診斷的解離性身份障礙的超級用戶，例如：那些在此書提及的案主與其他接受過我治療的患者，都可被分辨為超級用戶。然而正確的診斷能填補這個漏洞，讓珍貴的經濟資源得以有效地使用於社會上不同的需要。

路得的後記

我把這章節的初稿寄給路得，希望得到她的回覆給予意見，亦以此去核實內容的準確性。在2013年的3月，我收到她的短信，亦在得到她的同意下出版內容：

> 當我在1996年6月16日與楊醫生第一次見面後，礙於在童年時被家人及教會成員排斥及嫌棄的恐怖過去，我對被標籤為解離性身份障礙患者感到氣憤。然而，在第二次見面時，他開始教導我去認可身體內每一個碎片的感受的重要性。自那時

---

[22]根據統計摘要第421條裡，在1.3萬億的經濟預算中佔了21%
http://meps.ahrq.gov/mepsweb/data_files/publications/st421/stat421.shtml

起，雖然在內心深處有些無法言語的痛苦及混亂，因那裡有著百多種意見。然而，因著治療，我亦開始感覺到一些曙光。有些獨立的人格們對於專業人士會利用時間去認可他們的痛苦感到驚訝！縱然因過去多年受虐待而難以信任人，「這位醫生與其他人不同」的想法出現，而他亦能提供一個安全的地方讓所有人格出現，做真實的自己，甚至說話。當那些較為勇敢的獨立人格直接與這位「與別不同的醫生」感到安全地對話時，其他的人格開始湧前去觀察這個奇蹟——最終亦敢於被醫生聆聽。

我從前對於被下診斷的憤怒感覺頓時變為對神無盡的感恩，我感謝神把一位完全明白我那破碎心靈的需要及樂意幫助而不作批評的使者帶到我身邊！

在這章節所記載有關於路得的經歷及復原旅程中所得到的幫助及治療是真實且可靠的。在長年累月的受虐及被操控情況下，一直都是獨自在掙扎。若然我得不到正確的診斷，又或是沒有得到像奇蹟般的協助，我極有可能生存不到這麼久。在 6 年後我的其他輔導員亦肯定地告訴我，「若當初楊醫生沒有作出正確的診斷為治療奠下基礎及如何

與獨立人格們相處，我們就不能在治療中完全幫助你了。」感謝上帝！

滿心感謝的，路得

2013 年 3 月 13 日

路得第一次踏入我的治療室是 1996 年，而在十七年多後她再次寫信給我，告訴我她正在忙於管理一個網頁。那是一個介紹不同治療書籍的網頁，以幫助受虐倖存者，特別是有解離性身份障礙的患者。此外，她亦被出版人邀請她編寫一本「為受身體、情緒虐待及性侵犯的倖存者而寫的虔誠書籍」。

路得的故事是個有啟發性的生活見證，見證著堅守信念的決心及深厚的意志力。對於治療師而言，她的故事亦證明了治療解離性身份障礙症能有意想不到的收穫。

治療的關鍵

解離性身份障礙是由創傷經歷所引發的身心反應，而這些反應是其他人難以想像的，然而亦是因為這些解離的反應，才能讓人能在創傷中生存。若要得到解離人格部分「交替人格」（different parts of dissociation）的洞察力與技能，必須先理解他們的需要，並支持認

同他們對於治療的努力。治療師只有藉著與其他人格的交流溝通及明白他們出現的原因與需要，才能了解到他們的可塑性。

治療師需要明白，若環境造成、默許或積極支持著長期的創傷，或會對患者的病情有重大影響，延續著創傷。當過去創傷的回閃與現在環境的持續影響交互發生時，患者需要得到支援，在應付創傷記憶回閃的同時，作出措施保障當下的安全。從童年到第一次會診時，路得的創傷是有延續性的。

第六章　梅蘭妮：一個不受歡迎的病人

概要：梅蘭妮的個案，是一個常見的例子：一個在急症室裡不受歡迎的病人亦同樣地在精神科病房裡不受歡迎。她有過多次的住院記錄及多次投訴記錄，顯然是一個容易憤怒的人。她的醫療記錄中所披露的診斷是充滿貶義的，把一個病人污名化。例如，那些被診斷為有邊緣人格障礙（borderline personality disorder, BPD）的患者，正如梅蘭妮一樣，被認定為對治療團隊會作出負面反應的。而她濫用麻醉毒品及酒精的病歷亦被人認爲覺得討厭。

邊緣人格障礙這個描述性的專用詞語代表著病人會有一些基本因素，包括明顯的衝動行為及不穩定的情緒、人際關係及自我形象等模式。這些模式會呈現在成年早期及在不同的環境下出現。其他的症狀可能包括怕被拋棄的強烈恐懼感，及極度的不滿，易發怒情緒。那些讓患者有著恐懼及憤怒感的原因，是別人難以理解的。邊緣人格障礙的描述，就像抑鬱症的描述般，彷如煙幕，把創傷及解離這兩個真正的病因給掩蓋了。那些精神健康工作者有害的反應，稱之為負面的反移情作用（negative counter transference），這些反應會減少患者得到恰當治療服務的機會。

在醫療保健系統裡，圍繞著梅蘭妮的，只有一連串充滿負面的環境，[23]因她一直被視為精神科裡「最難應付的人」或「最不受歡迎的人物」。她從前在病房所接受的治療經歷都對她和治療團隊充滿著負面的感受。

梅蘭妮的故事

與我初次見面時，梅蘭妮只有17歲。那天是我值班，在那充滿人流的急症室中，她正躺臥在擔架上。她的心情糟透，承受著多種身體上的痛症，以及

「車事故後的痛楚」(Post Motor Vehicular Accident) 她顯得抑鬱及有自殺念頭。簡單而言，就是身體上、社交上及心理上亦出現無數問題。

梅蘭妮的開場白是：「我最討厭醫院和醫生——尤其是精神科醫生。」

這種話當然不利于我跟她建立一個正面的治療關係。她的醫院檔案那冗長的列表有著各式各樣的問題：反複出現的惡夢、聽到聲音製造出內在混亂、全身肌肉無力、潰瘍性的結腸炎、交通事故後的疼痛與痛苦，及濫用酒精與麻醉毒品。

---

[23]在ICD-10中，邊緣人格障礙被視為「情緒上不穩定人格」。這個描述性的專用詞語代表著某些性格上的缺陷而不是一個診斷標籤。這些描述性的術語容易被錯誤地使用，成為了使人蒙上污名的用語

梅蘭妮告訴我她的個人經歷，包括從幼年開始多次被家人性侵犯及身體虐待、她的父母雙雙自殺，而她入住過的寄宿地方亦多不勝數。她說出其經歷時，我感到她的憤怒，亦感到她有戰鬥反抗的精神，所以我認為她有走向康復的精神，樂意接收她為我的病人，並邀請她來我的治療室見面。我讓她出院，因為即使留在醫院精神病房對她也會做成負面的後果。而事實上若任何人有著如此複雜負面的診斷與病況，亦不會在這種環境下得到進展，邁向康復路上。

梅蘭妮來自土著社區，那時社會崩壞可見諸不同社會階層。就像很多原住民社區，他們的傳統被剝奪，被主流社會文化取代，讓梅蘭妮感到空洞和混亂。其中一個社會動盪造成的結果就是猖狂的性侵犯事件。而與性侵犯後有關的三種不良情況，包括物質濫用（酒精和麻醉毒品）、賣淫及自殺。從這些社區逃亡的女性都聚集到城中區內，聚居形成了貧窮及落泊的次文化。

梅蘭妮從來沒有體驗過安全及安穩的感覺，沒有過那種讓小孩們的心理社交發展能成長的經歷，去協助她在情緒上能成熟發展。年幼被虐的受害者通常對於一些中性的環境也可能出現負面的情緒，這可能造成一種惡性循環。即使一個本來能讓人得到治療的醫院環

境也可以變成一個讓受害人感到被拒絕的地方，確認了她意識和潛意識上的期望，覺得別人會對她充滿敵意。梅蘭妮的朋輩在過去排斥她，因著那些過往經歷，使她已經有了應該被拒絕的期望。而在她生命中大部分接觸的人都強化了她這種期望。

在梅蘭妮願意定期來我治療室接受心理治療之前，我需要像那次在急症室般主動與她見面聯繫數次。她仍然顯得抑鬱及有自殺傾向，亦持續出現車禍的後遺痛症。她緊張不安，讓人很難不被她的緊張情緒所影響。由於她在過去已經見過很多不同的專業人士，包括醫生律師社工及輔導員的介入，因此在接觸她的初期，令人覺得好像完全沒有任何能夠進步的希望。

有些東西改變了我第一眼對這年輕女孩的偏見。很明顯她一直被社會環境迫著太快長大。我欣賞她那種有進取的拼搏精神。當我跟她成功地確立聯繫後，我決定把她視為患有邊緣人格障礙的病人去治療——縱使在那時甚至現在，邊緣人格障礙似乎預視著不良的復原、負面的預後 negative prognosis。這一切乃發生在 Lineham 在「邊緣人格障礙」在這方面的貢獻未被普遍地承認之前。[24]

---

[24] Marsha Linehan 是辯證行為療法（Dialectical Behavior Therapy）的創始者，專門編寫教導如何處理邊緣人格障礙。她是出了處理邊緣人格障礙最有成效的治療方法。邊緣人格障礙的患者們都會有理想化及貶低別人的情況，周旋於對別人的高度正面的尊敬與極大失望

除了她濫用藥物、抑鬱症、社交及生理上的問題之外，她顯然也有很多解離的特徵。我留意到那些特徵，但並沒有探索解離性身份障礙的可能性。

不情願得到的診斷——解離性身份障礙

梅蘭妮的生活並不安定，每隔一些時候她就會取消面談及失去聯絡幾個月。結果，隨後的治療節數都是斷斷續續的安排，而我們亦一直堅持。很意外的是，梅蘭妮從來沒有缺席過任何一次治療。我總是在她再次回到醫院急症室時跟她再次連繫。

在我們第一次見面的五年後，我發現了她內裡有著十個解離的人格部分（dissociated parts）在某一節治療中，其中三位在我的治療室裡出現。當時我沒有多大處理解離性身份障礙的經驗，一直都嘗試避開下這個診斷，尤其是我不想在梅蘭妮那厚厚的醫療記錄中再加上另一個充滿負面含意的診斷性的標籤。

交替人格之出現，反映了在梅蘭妮生命中所受困擾的程度，而這是我治療的重點之處。我沒有忽略了她的交替人格，從那時起，在每次與她對話時，我都提醒自己他們的存在。然而，我並沒有刻意邀請交替人格直接參與治療，她的各種人格之間並沒有太大的矛盾。

感覺之間。自我傷害及自殺問題亦在邊緣人格障礙患者中較為常見。

因此，那時我並沒有讓人格參與的需要。現在回想，若那時我主動把其他人格邀請到治療中，或許會有更顯著的成效。

情感上與實際上的治療支援

我與梅蘭妮一直保持了十年聯絡，因為我想讓她明白我會一直支持她。我希望藉著我們關係的延續及我所知曉的知識，讓她重建部分在童年時對人失去的信心。由於她的主要症狀是極度恐懼與反覆不斷的惡夢，我在當下集中於提供讓她找回安全感的方法。

了解到她一直承載著大量未得到處理的創傷，我教導她學習一些放鬆技巧。她學會了，藉著視覺想像和自我暗示，創造一個平靜而安全的地方給自己作避難處。我亦作了些催眠暗示，以安撫那受了創傷的內在小孩，幫助她去想像一個長大了、成熟了的梅蘭妮，去安慰和保護那個像好像流浪似的內在小孩。這些有自我舒緩功效的方法，藉著指引式的視覺想像，能讓一個受創傷的病人得以充權（empowerment）。

在她的自我製造安全空間，梅蘭妮能夠休息及讓自己充電。這個平靜的地方讓她不會因為那些難耐的感受所影響而變得情感麻木或抽離。梅蘭妮需要內化她本質上是有價值的感覺，一些她在早期成長時未有學到

的東西。她所需要的，就如所有人一樣，都是希望被人培養、不被批評，及得到關愛。

這些協助童年被忽略或虐待之受害者的方法，都是經過試驗而真實的。這是由治療師提供的一種有糾正作用的重新育養。當使用這些方法，治療師要切記保持自己的視點。一個過於投入的治療師，或會感到耗盡。在過度專注投入的治療師裡，出現同情疲勞（compassion fatigue）、治療邊界變得模糊，並非罕見的事情。一位病人若過度依賴治療師所提供的無條件的愛，在他／她感到那些愛開始減退時，可能會出現爆發性的憤怒。

治療師需要對自己有充分的了解。換句話說，他們在為病人示範著一種新的關係；在一定的抽離（detachment)之中有著同情關懷。如此，治療師即使陪伴病人經歷甚麼風雨，依然能感到腳踏實地。

梅蘭妮亦需要些實際上的支援，因她的醫療問題及社交上的混亂，妨礙著心理治療工作的進展。我花了不少時間與她的社工們溝通，亦代表她以書信形式，跟那些對她滿有懷疑及沒有同情心的律師作出交代。

我強烈抗議對方律師要求把她的醫療記錄在庭上作一宗交通意外的呈堂文件。在那個醫療記錄裡，有太多負面的評價，足以讓律師用來損害她的名譽。最重要

的是我了解到若她那些在過去被虐待的經歷被人在庭上讀出，讓她被對方律師以此點作攻擊，會對她造成何等痛苦，也會帶來何等進一步的創傷。

這顯示了精神健康與法律程序系統上可能發生之衝突。治療師需要明白醫療記錄在將來某一日可能會作為呈堂文件在庭上被人讀出。那些記錄亦可能被用於與治療完全無關甚至相反的用途。作為汽車保險代表律師，他只會視此為他的職責的一部分，用以來減低梅蘭妮的可信性。然而，汽車保險律師會為了貶低她所受的身體痛症同時會破壞了她在治療中所獲得的進展，甚或影響她在將來的治療。

結果：得到認可的成功

在過往斷斷續續維持十年多的治療中，梅蘭妮在自我改進中有了不同的嘗試與進步。她參與酗酒者匿名互助會 (Alcoholics Anonymous) 與毒癮者匿名互助會 (Narcotics Anonymous) 的聚會，並在開治接受治療後的兩年開始成功擺脫毒品及酒精。

儘管用了數年時間，她終究離開了她那位弊多於利的男友。在轉了幾份工後，她終於找到一份喜歡而願意留下的工作——在一個接觸街童的單位工作。她在那裡的工作成果，備受讚賞。

她社交上的混亂開始有所減少，而她的身體狀況亦有所改善。在後期的治療中，她沒有再出現那些全身肌肉無力、潰瘍性結腸炎或其他身體痛症的症狀。她也顯得較為平靜、更能掌握情緒，對自己也有更多信心。這是一個好的例子。常常一個病人有多重身體問題，但當得到正確的心理治療，身體問題也不覺地消失了。

在後期的一節治療中，她告訴我她不是「一個多重人格的人」而且沒有任何人格在她裡面。就如之前提及，對於解離性身份障礙的患者，這是常見的現象。他們有時會選擇撤回關於受虐的過去，並否認自己的多重性（multiplicity）。對於解離性身份障礙，有時候是因為主人格希望否認其他交替人格的存在及相關的記憶，又或是主人格根本不知道其他人格的存在。

這並沒有需要辯護我的診斷。我接觸過梅蘭妮的交替人格，亦曾跟她們對話。而我和梅蘭妮已經建立了一個治療聯盟。從梅蘭妮的重大進步及健康生活可以知道我是對的。

在梅蘭妮的個案，我治療的關注並不在其解離性身份障礙之上。當我使用一般的心理治療支援方法時，我會提醒自己她是個解離性身份障礙的患者，而所有人格亦在場聆聽我跟她的說話內容。我認為這樣就已經對她的進步起到作用了。　她身上的轉變——比較她最

初十七年及後來十年的人生——是廣泛、深層和正面的。相對來說，她是和平的、安穩的，並成功讓自己遠離毒品和酒精。

我認為治療的成果僅為合格的成功，因為她的解離性身份障礙並未完全治療。也許，這不是必要的，因為她的人格部分顯然都融洽地相處，正面、互助地生活著。由於失憶的屏障仍在，日後若要面對與昔日受虐經歷相關的事情時，或許會再次出現分裂的危機。

從梅蘭妮身上學到與邊緣人格障礙有關的一課

與梅蘭妮的接觸讓我留下了深刻的印記。邊緣人格障礙這個診斷的標籤，對有些病人所帶來的影響是全部負面的。這個診斷在某些情況下本可帶來一些幫助，但解離性身份障礙——作為真正的病症——多數會被隱藏於邊緣人格障礙之下。

我們需要記住，給予一個如邊緣人格障礙的標籤可能會帶來負面影響。可是，我們亦難以撤除這些標籤，因為有這些正確的診斷，才能讓患者獲得恰當的治療。有些標籤會造成歧視和污名化，而且這些診斷標籤有時也可能是錯誤的。在面對模糊、神秘、挫折時，我們會不小心掉進一個希望得到一個解釋性標籤（explanatory label）的陷阱裡。儘管如此，治療師要格外留神，

避免只著考慮那個標籤而忽略了那個「人」。因為在那些標籤的背後，往往是一個正在受苦的人。

即是說，錯誤的診斷標籤可以對社會帶來龐大的財務負擔。當梅蘭妮得到正確的診斷時，她所接受的全部治療加起來只有約 125 小時。由於她的生活變得穩定，所以亦大大減少了到急症室及轉介其他各種專業醫療人員的需要。這個例子再次說明了適當的非藥物治療對經濟的價值。

有些精神科醫生沒有考慮到童年創傷所致的症狀可能跟邊緣人格障礙症狀相似。這個例子說明，在考慮精神疾病的病因時，過往的創傷經歷往往被忽略了。結果，這個診斷標籤可能會被不恰當地加諸解離性身份障礙患者身上，因為他們人格轉換時都會出現類似情緒極度不穩的表現。因此，治療師需要學習分辨情緒不穩與交替人格出現時的分別。

細心留意肢體語言上的突然改變，可讓我們分辨那究竟是單純的情緒轉換抑或是一個交替人格出現。同樣地，說話上的轉變、書信字跡（若適合）及一些生理上的轉變，例如在轉變前與後出現短暫的頭痛，都是重要的提示。當然，若能夠直接與交替人格對話，將是一個關鍵性的確認。在梅蘭妮的個案中，那些人格並沒有對治療造成任何大問題。只要提醒自己，每位

人格都一直存在並聆聽著，那麼與主人格對話亦足以帶來治療的效果。

邊緣人格障礙與解離性身份障礙有緊密的關連，因兩者通常都有著童年創傷的背景。[25]

治療的關鍵

很多解離性身份障礙患者被視為患有邊緣人格障礙，可能只因為一個主要的人格出現邊緣人格障礙。若然有另一位人格在另一時間出現，並表現得與前一位人格的行為不同，那麼這位病人就會被錯誤地被認為是假的、偽裝的。我相信很多解離性身份障礙的患者都被隱藏於邊緣人格障礙這個標籤下，未被正確識別出來。

---

[25] 霍雷維茨與博朗透過病歷回顧研究發現70%患有多重人格障礙／解離性身份障礙的病人都有邊緣人格障礙的特徵。Horevitz RP, Braun BG. Are multiple personalities borderline? An analysis of 33 cases. Psychiatr Clin North Am. 1984;7:69–87.

第七章　維多利亞：遠距的治療

概要：維多利亞的居所距離我診所幾百公里，但她需要以門診方式接受治療。每一節訪談目標亦是要讓維多利亞倚賴其獨立機智及自身資源去達至自我治療的目標。維多利亞「內在的治療師」對她的治療很有幫助。治療計劃當中包括訪談見面、家課、錄影自我指導的過程以及定期回顧。

維多利亞是一個典型的多重人格障礙個案。於過去兩年內，她先後看過五位醫生，卻一直沒有被確診。由於她的住所與我的診所相距900多公里，我亦未能為她找到當地的治療師，故此在治療方面出現種種困難。在沒有選擇下，她於最初階段時，只好每月驅車到我的治療室接受治療，而後來見面的密度則減低了。

在這七年的時間中，我們共完成了二十五次的治療。每一次見面訪談，維多利亞都要驅車1800多公里。當維多利亞的交替人格「內在治療師」慢慢建立後，即使增見面次數變少，治療卻變得更有效率。

其實，她能完成治療已是非常出色。在她的個案當中，體現了交替人格們的智慧及見解，這對治療十分有裨益。

或許，有人會認為七年是一個好長的治療時間，但從另一個角度看來，二十五節的治療相對地是很簡短和低廉的治療。

維多利亞是一名46歲的已婚婦女，她在一個北方偏僻的社區從事精神健康的輔導員。當她長期面對一些創傷倖存者時，她表現得垂頭喪氣，亦會經歷一段抑鬱時期，當中亦有自殺想法。在她到我診所接受服務之前，我已接到轉介醫生的介紹信及精神科醫生的諮詢紀錄。

明顯可見，維多利亞因處理創傷倖存者而過於參與和過度勞累是令她情緒崩潰的主要原因，這亦可能是令她初次病發的主要因素。在某程度來說，處理創傷倖存兒童工作可能引發了她早期的創傷的回憶，令她變得功能失調。精神科報告中亦提及她有解離的症狀，但並沒有考慮確診為多重人格障礙。

精神科醫生定期探訪偏遠的區域，但他們很少進行心理治療。他們主要是進行鑑別分流，檢測藥物及撰寫諮詢報告。因此她未受到適當的治療。結果，她向一位社工求助，而該社工的距離是她的住處六十公里外，並開展了心理治療。而另一位沒有為維多利亞確診的精神科醫生，則與她相距一百五十公里。

於過去兩年，她看過了五位精神科醫生，亦進了三次住醫院。她曾被診斷為躁狂抑鬱症、邊緣人格障礙、

創傷後壓力症（PTSD）、短期反應型思覺失調（brief reactive psychosis），「戲劇性」及「邊緣性」的人格 障礙 [26]。

由於抗抑鬱藥物對她的病情沒有太大改善,就開始考慮使用腦電盪治療（ECT）。後來，因為她的病情有短暫的改善，所以就沒再考慮腦電盪治療。

精神科醫生及物理治療師不知道應該給她甚麼治療。他們處方了一些抗精神病藥物並建議她放4星期病假，她於是便來見我。

維多利亞從小就被父親性侵，直至她第一次月經來臨。她亦曾被其他兩位核心家庭成員性侵。她在家中學習直至十年，然後才入讀公立學校，並讀上大學。在她成為濫藥及酗酒輔導員之前，她已從事照顧兒童工作多年。後來，她從事性暴力創傷倖存者輔導員工作兩年。

維多利亞的家庭醫生形容她是不穩定及情緒化，並聚焦在她的靈魂出竅及分裂的經驗。她同時有回閃及解離的經驗。她感覺分裂，即使她嘗試聚合他／她們，但每個部份都在擴散。家庭醫生對她的病情形容如下

---

[26] 這些是 DID 患者常常得到的錯誤診斷。

之詞語：破碎、分裂、解離、散開、靈魂出竅。當維多利亞與我會面時，她亦不停以這些字眼形容自己。

第一次會面

維多利亞告訴我她的擔心。她很擔心自己會患上多重人格障礙這個病症。我問她有沒有看過這個病症的相關資料，她說沒有,但多重人格這個字眼似乎與她的經驗很一致。以下所用的字眼及表達亦是維多利亞所用的。

四個月之前，當維多利亞參加肌肉運動知覺的工作坊(kinesthetic workshop)她被鼓勵去體驗靈魂出竅，她發現自己會不能自制地哭泣。在過去幾個月與社工見面時，維多利亞意識到自己的分裂。她說：「當我分裂時，有個憤怒的部份我擔心會被取代,人們也很害怕我內在這個暴力的部份」。

在第一次面談當中，在沒有任何提示下，她給予我初步關於她內在部份的素描。

1. 維多利亞是輔導員
2. 「我」—是主人格
3. 「她」—想殺人的憤怒人格部份
4. 「色情者」是一位年輕女士，並極度想與父親有性的行為

5.「暴力者」

6.「內在治療師」

7. 其他的交替人格

她未能辨識有回閃出現的第七位「其他的交替人格」。我不排除原本創傷中有暴力身體虐待和極端性刺激的可能性。在各種她曾被給予的診斷中，最適合的是創傷後壓力症。可是，她的病徵明顯比此更多。沒有認清解離症這個臨床狀況，對於這個病人的治療必定未能完善。她最後的精神科醫生形容她是思覺失調（psychotic）並處方了抗精神病藥給她。思覺失調一詞對於她來說是沒有意義的。多重人格障礙這個診斷更能清楚全面解釋到她所呈現的狀況。

社工亦曾向維多利亞提出多重人格障礙的可能性。但是當時她並不想接受。她很擔心自己有「人格分裂」。當我第一次見到她時，我不確認，亦沒有否認她的情況是否多重人格障礙。我繼續跟她和她的交替人格對話，彷彿不同的人格出現是世界上最自然的事。而她亦從來沒有問我。我只是與她及她已能分辨出的人格對話。她以平淡的方式去清晰分辨自己不同的「部份」（parts），反映她沒有刻意去將這些人格戲劇化。她只是給予這些人格名字，以方便識別。

細看多重人格障礙的診斷，我們很易理解為何維多利亞的「小童」人格會以小孩的方式說話而「內在治療師」則可以如一般專業同事般與我對話。

將維多利亞的分裂視為思覺失調是不當的。以抗精神病藥物去處理她的病情可能會暫時地抑制了不同人格的聲音。可是，除了進一步讓她的人格知道她們或她們所受到的痛苦、恐懼、傷口都未被承認，藥物並不會令她的病情有甚麼變化。尤其是在過去幾年中，藥物治療都沒有起到甚麼治療作用。

病徵

維多利亞這個案例充份呈現多種人格障礙不同的病徵。她的多個交替人格在內部爭鬥會為她造成混亂。而迫切的問題是當「暴力者」及「憤怒者」出現時，會企圖謀殺「色情的小女孩」，即使這意味主人格自殺及所有人格的死亡。

維多利亞曾向我提出警告她的醫生亦意識到「憤怒者」是具威脅性的。維多利亞亦有些交替人格受到創傷後壓力症的嚴重回閃症狀影響。這些人格妨礙到她的日常生活，有些人格較為抑鬱，而有些則強烈地依附施虐者，她們仍很渴望得到施虐者的愛，甚至以「憤怒者」的人格出現，呈現其暴力。

兒童時期的多種人格的根源

從醫生紀錄中可見，維多利亞過往有遭受性暴力的經驗，故此我沒有再問有關的問題。深究這部份似乎沒有太大益處，除非維多利亞或她的交替人格主動提出。若是我主動問起，恐怕會造成再度創傷。

維多利亞的多重人格障礙是兒童時期受虐待下無意識的自我保護策略。跟「亂倫」這議題一樣，醫療訓練裡很少提及多重人格障礙。可是，沒有好好探討這話題並非因為「亂倫」真實存在與否，而是大多人對這話題感到不安而不願意去深究這問題。由於我常見到父親與女兒亂倫的個案，我對這極具傷害性的侵害兒童問題有了深刻了解。

教科書一直對父女亂倫這個題目輕描淡寫，它主要談及社會禁忌或考慮到弗洛伊德的戀母情義結及奧迪帕斯的戀父情義結。Weinberg[27]的報告提及到美國於1930年因亂倫而被起訴的數字只有0.00012%，即每一百萬美國人口中得1.2人因亂倫而被起訴。這個數字令人誤以為亂倫是很罕見的。然而，這個只是因亂倫而被起訴數字，不應該跟亂倫的真實數字混為一談。真實數字明顯比被起訴數字的更要高很多。

---

27 Weinberg, S. Kirson (1955). *Incest Behavior*. New York: Citadel Press.

Judith Herman《父女亂倫》Father-Daughter-incest 2000年出版,使這個議題成為焦點。1990年代，當我認識到維多利亞時，大眾對這個議題已有了多些認識。1988年的一項芬蘭研究顯示，在9000個15歲的女孩子中，約有2%的曾與親生父親亂倫，而與後父亂倫的則有3.7%[28]。事實上，即使到了今時今日，亂倫並非真的如我們所相信般罕有。在我的經驗裡，在某些社區中亂倫數字是很高的，例如在一些原始土著的社區中，是因「文化種族滅絕」的的影响。

在維多利亞的個案中，她分裂成一位年輕少女並於性方面很活躍。這是可被理解的。這是一個典型的受亂倫虐待所產生的情況。如其他亂倫的受害者一樣，維多利亞對虐待有複雜及矛盾的情感反應。維多利亞當時沒有任何資源或能力去抵抗這「權威對象」的虐待，這是一個完全失去控制的經驗。伴隨著害怕、痛苦、傷害、難過、內疚及恥辱，她可能會有報仇的慾望，亦混合了想討好他的慾望。

當色情的元素不能被抹去，這年輕的小女孩便將施虐者當成了她的愛人，這令她更恥辱及內疚。當受侵害完一次，好像維多利亞這樣的孩子必須若無其事，如

---

[28]H Sariola, A Uutela, The Prevalence and Context of Incest Abuse in Finland. *Child Abuse & Neglect* 10/1996; 20(9):843-50. DOI:10.1016/0145-2134(96)00072-5

平常般生活。這種「正常」的錯覺會一直存在直至下一次被侵犯。沒有任何一個可信的人，也沒有安全信靠之所。

無可置疑，亂倫是最具傷害的一種兒童性侵犯。

維多利亞的內在世界

在交替人格中，「色情的小女孩」是最明顯及持久出現的。她很高調，常常令主人格及其他交替人格感到尷尬和困難。她常表達自己持續的性需要，彷彿這是終生不被滿足的飢餓。同時，「暴力者」及「她」時常威脅會殺害這小女孩。

對我而言，即使這兩個交替人格是分為兩部份。我思疑當治療繼續下去，他們最終會合而為一。同樣地，初期分裂的人格部份，「輔導者」及「內在治療師」則是有共同目標，聯手一起去治療。再者，我對其他一些沒有衝突的人格是沒有多大注意的。

根據維多利亞及她的醫療報告，有時她在工作時會感覺正常。她的內在治療師應該存在了很多年，她能如常地處理一些性暴力個案。我很高興我能在初期與她見面，我要善用這個交替人格。

「施虐者-受害人-拯救者」之「三角鼎立」

「Victim-Abuser-Rescuer」 鑑於維多利亞過去的被虐經驗，主人格——或其他某些交替人格——會假設自己在支援受虐兒童時是拯救者的角色，這並非偶然的。這是一些她在童年極其需要的東西。

在童件虐待中，施虐者、受害人和拯救者常會呈三角關係出現。一個受過虐待的人可能會有一些人格以以下的角色出現：

救援者
Rescuer

Abuser　　　Victim
施虐者　　　受害者

一個交替人格很可能會重覆地以受害人的身份出現。另一交替人格則可能會以拯救者身份出現。最後，可能也有另一個人格以施虐者或行兇者（perpetrator）身

份出現 [29]。交替人格可以以這三個角色出現。而且，即使當一個人格呈現出其中一個角色時，其他角色的人格也可能存在，而她們往往亦會有衝突。

這三種角色的交替人格也可見於維多利亞身上。她的憤怒人格是施虐者角色，想去殺害那位性活躍的小女孩。維多利亞亦因為交替人格之間的衝突而激動不安——很多人格想懲罰、攻擊及粉碎那「色情的小女孩」。另外在這三角之中，也有一位人格亦擔當著拯救者的角色，那位人格既扮演著一個良好的性暴力輔導員（以應付日常工作上遇到的個案），亦是一位很好的內在治療師，幫助維多利亞治療自己的傷口。

關於三角關係：「施虐者---受害人---拯救者」

這些角色也可見於治療關係上，尤其是當治療的方向不正確時，治療師可能會扮演了受害者的角色，病人扭轉角色並成為拯救者。

治療決定：第一節

因為維多利亞由數百里外的地方到這裡接受治療，而且她亦有自殺風險，故此，需要盡快決定維多利亞應該留院還是在家接受治療。根據我處理多重人格障礙

---

[29] 受虐者後來成為施虐者，或拯救者。請參閱：Karpman's Drama Triangle.

個案的經驗，我知道與她建立一個治療聯盟讓她即使回家仍能保證安全，是非常關鍵的。

在我們的第一節中，我向維多利亞說出自己對她病情的看法。我認為處理性暴力受害人的工作，刺激了她過往的創傷回憶，令她出現這些控制不了的回閃。我告訴

她，我相信她已經重新喚醒了她內在解離的人格部分，現在造成內心世界的動盪，這種不可控制的行動化

acting out。問題也使她的生活變得完全混亂。

維多利亞認為這個分析是有道理的。我開始給予她一些指引，以讓她對生活重獲控制，並回復秩序。我給她一些可以在家做的練習，她很專注地聆聽並寫下。對於我的建議，她很接受。這使我相信，她是可以在家中接受治療的。在我的評估看來，她是較合送院或暫住在溫華接受治療。我花了餘下一個小時去計劃我們的目標。

1.指導她及「憤怒者」去接受她們的憤怒是可理解的。他們需要與「色情的小女孩」和平共存。她們更要幫助她，而不是殺她。她們需要學習去處理自己的憤怒，更需要認清一個解剖學上的事實，他們是分享同一個身體。當中，亦有一部人格是想殺害自己的。

2.說服「色情的小女孩」接受過去已成過去。父親亦已早在四十年前過身。她當時在完全不適當的年齡和完全不適當的亂倫情況下受到了性刺激。當然她並不知道如何處理回閃當中一些刺激及慾望。她對性的渴望太強，故此需要將她的能量消耗。這個小孩人格對於刺激合適與否並不感興趣，她只一味地表達自己在性方面的需要。我建議她自慰，而不是在不健康的依附關係中尋外在刺激。對她來說，自慰顯然是一個最安全的方法以滿足自己。[30]

3. 讓她自己安於當下

(to ground herself) 是讓她的身心達至平靜的方法。這涉及學習去一個意象的地方，在那裡她是安全的，幻想及感受她自己雙腳在地上如像大樹的根般鞏固。我們會做好多不同的練習去達至這治療果效。

自我定位（Grounding）

跟其他患者一樣，維多利亞能應用一些自我治療技巧，包括利用一些自我定位的技巧去處理回閃。

---

[30] Jocelyn Elders 曾在美國公共衛生局任局長之職，她因為建議性教育內容應包括以自慰來避免 HIV/愛滋病傳播而被迫請辭。對於維多利亞來說，性慾是尤其危險的——不僅因為 HIV／愛滋病的風險。

重點是，這給予患者能力，重新擁有自己的身體。當出現控制不到的回閃時，患者通常會覺得自己失去自主權。這是因為，當出現回閃症狀時，創傷記憶掌控了生理反應，身體彷彿被被騎劫了。

自我定位可以讓患者再次學懂有安全的感覺。事實上，有很多這樣的自我定位練習。自我定位的概念乃源自電子學。我們常常將之運用於治療之中，彷彿大家都清楚知道這是甚麼意思。然而對於這在心理治療上的定義，其實尚未有真正的共識。

一個恰當的比喻是閃電：當閃電打中一根避雷針時，電流會直接通往地面，這是沒有危險的。當回閃發生在一個接觸地面的病人身上時，能量可以安全地通過而他／她無恙。相反，如果沒有穩妥地觸及地面，閃電會摧毀任何它嘗試通往地面時撞到的任何東西。同樣地，如果一個病人沒有好好地「觸及地面」，回閃可以帶來身心上的破壞。

在維多利亞的個案中，我嘗試用觸地／自我定位的方法以製造身體感覺，讓她能當下回到自己當中。我鼓勵她去嘗試做體力活動，如跑步或做掌上壓以加快心跳。這樣的運動能讓她透過身體去聚焦「當下」。這是一個從回閃所帶來的自律神經系統反應中重奪身體

控制的好方法。以身體上方法去重新獲得對身體的控制，比語言更有效。

身體活動是幫助維多利亞控制自己想法之關鍵。

自我治療的進程

我對維多利亞的情況感到樂觀，而她亦沒有讓我失望。她自己的努力得到回報。她從920公里外駕著破舊的卡車而來，第一年跟我見面了約十次，而第二年她亦見了我八次。她也一直跟她家附近的社工治療師見面，持續了近一年，直至那位社工搬走為止，他們才沒有見面。

在之後的幾年，我跟維多利亞見面的密度愈來愈低，直至我們一年只見面一至兩次。在過去七年當中，她與我見面的時間大概是五十小時，每次約二小時。維多利亞被侵犯多年，她過去多年來一直進出醫院，亦被不同的精神科醫生診斷過。我們這幾年只用了五十小時的心理治療，期間她沒再住院，以時間及成本經濟效益而言，是非常短的過程，也非常划算。

最初，治療是密集的。維多利亞不同的系統有著很多的情緒，彼此互有衝突。我試過個別處理一些很激動及情緒化的人格。後來，我意識到在這系統當中仍有

一些其他成員是我之前未有注意到的。最後，我扮演了督導的角色，因為交替人格之中的「內在治療師」開始接管，維多利亞在家亦進行一些自我治療，並會錄影她跟其他交替人格的治療過程。

這自我指導治療將解離的動態化成具創意、有作用地，藉由「內在治療師」為其他創傷的交替人格提供治療。當維多利亞覺得有需要時，她會把這些錄影片段發給我看，但這些內容並非我們在治療中的重點。這些交替人格互相合作得很愉快，因此我也不用擔心。自我指導的治療是可以很有效的。至於我們在治療室裡見面，主要的是持續給予她信心，而我聚焦的不是她記憶的內容。

維多利亞在數個月內已能夠回去工作，她決定避免接觸受虐倖在者的個案。雖然持續的治療已令她情況改善了不少，但她亦間中受焦慮及抑鬱影響。由於佢有長期抑鬱的背景，我相信暫時以抗抑鬱藥物協助她，亦會很有幫助。在接受心理治療之前，她雖長期服用了抗抑鬱藥物，但對病情卻沒有甚麼改善，故此我有信心心理治療是她療癒的原因。藥物治療只是輔助心理治療。

以儀式(Ritual)控制回閃

為了去回憶及處理童年創傷,維多利亞開始對童年作出描繪。藉著她的提示,我想出一個方法,就是以畫畫及寫作來讓她安全地、按著意願來回望那些創傷情境。為此,她特別準備了一本簿。這個過程中關鍵之處在於,*學懂何時及怎樣停止回憶。*

每當維多利亞丟的情緒變得很緊張,我教她鄭重地將那本簿合上並收起來,放在特定的抽櫃中,並出屋外去走一走。不停重複這樣的過程,其實是一種充權的舉動。

如此控制記憶,逆轉了創傷後壓力症一般的形態,即受害者被重複而不受歡迎的侵入性記憶所淹沒。學習控制那些看似不能受控的回閃,令維多利亞增加對治療進展之信心。

持續的指導

由於維多利亞本身是一名受訓的輔導員,她明白自己在治療中需要做甚麼。我的工作只是與她保繫聯絡,並協助她們的人格合作和相處。在之後幾年裡,一些感覺舒服的人格亦會跳出來跟我對話。他們只會短暫現身,彷彿只想得到你的確認。我們面談時,他們慣

於在沒有預兆的情況下出現，而我亦不曾主動邀請他們。

當不同的人格出來時，有時會頗令我不安的，因為他們都出現得很突然及真實，尤其是那位「色情的小女孩」出來時。當她出來時，聲音變的低沉粗糙，充滿著性渴望。我不清楚她有沒有視我為性對象。我的方法是，與不同的人格皆保持著治療關係上的界線。這可以讓那位「色情的小女孩」不會將我當成她的性對象，同時亦讓整個系統清楚知道我是在支援她處理創傷的。

當我平靜地跟憤怒的交替人格說話，儘管她常常跟其他人格關係不和，她對著我還是樂於接受並且願意聆聽我的說話。最後，她甚至開始代表其他人格跟那位「色情的小女孩」對話。一旦發生改變了，一眾交替人格皆有明顯改善。

在我們治療結束的最後階段，我們面對面的時間裡，在「內在治療師」上我花了最多時間。她跟我的說話彷如她是我的同事，尊重我的專業，並跟隨我的建議。我懷疑當時維多利亞跟「內在治療師」在合併了。我們的關係好像是導師與學生的關係，我督導著她的治療工作，而她亦向我報告她的「病人」的進展。她再

也不是那個不穩定、混亂、嚴重殘障的人，再也不是她醫生所形容的那般「思覺失調的」（psychotic）。

「內在治療師」接管

在七年的治療後，維多利亞的治療結束了。

我們並沒有嘗試任何正式的整合 formal integration [31]。

我們認為沒有這個需要，因為大部分人格的病態問題都已消失。維多利亞再已不受回閃所影響，她亦已重新開始全職工作幾年了。

治療關鍵

每一個解離性身份障礙患者都有不同的強項和挑戰。治療師的工作，包括幫助患者發掘和善用她的既有資源。維多利亞是一位受的輔導員，因此跟她合作上較容易，她致力於自己的治療過程，她亦有支援其他創傷受虐倖存者的經驗。

即使其他患者沒有這樣的背景，只要願意，他們也可以學習為曾受傷害的其他交替人格

---

[31] 編者按：這裡的意思是指人格融合（fusion）。

提供支援。如果系統裡有人格擔當著「共同治療師」(co-therapist）或安慰者的角色，有利於鼓勵自我治療作為家課。

治療師的工作是建立一個自我治療的平台，治療師的目標應該是讓自己的工作慢慢被淘汰。

治療之前兩年，她看過了五位精神科醫生，亦進了三次醫院。她有自殺風險，曾被診斷為躁狂抑鬱症需要長期服用藥物。治療之後，心安態然。滿有自信。這個案是一個成功例子。

第八章　卡拉：治療的外在障礙

概要：社會及家庭環境對治療的結果有很大影響。這些因素很強大，並完全決定了一個治療師可以做甚麼。這樣年來，卡拉一直等待自己之病情得到正確的診斷。即使在她被正式確認是解離性身份障礙患者後，她亦沒有辦法在她住所幾百里內找到適合的治療師。

卡拉沒有維多利亞的優勢及資源。她依靠著丈夫，而丈夫亦開始失去了耐性。他討厭每月甚至每幾個月一次帶她專程到溫市接受治療。卡拉的個案正正反映，即使病人及精神科醫生皆有很強的治療動機，但因為地理人為環境因素，治療道上仍充滿障礙。

卡拉是一位四十五歲的護士，她亦出現解離性身份障礙的典型情況。自從她初次接觸到精神科專業後，她已被六個精神科醫生及一位心理學家診斷過。他們為卡拉寫下的醫療報告已列於醫療紀錄中。在過去的十三年，她因所謂「抑鬱症」被六度住醫院。

她在第四任丈夫的陪伴下，由接近阿爾伯塔邊境省份來與我見面。當時，他們已結婚了六年。卡拉有一段很長的被虐打和家庭暴力背景。第一次是受到生母及後母虐打，後來則是被前幾任丈夫虐打。她自己亦有酗酒的情況。初次見面評估進行了三小時。

她的家庭醫生寄給了她這三年見過兩位精神科醫生的報告。因為她是住在偏遠省份，她只能接受到探訪性質的精神科醫生的治療。這些探訪性質的精神科醫生會每兩星期從溫哥華飛往她接近的阿爾伯塔邊境省份的小鎮一次。

我接收到的報告顯示卡拉患有抑鬱症、狂燥症、纖維肌痛症、慢性疲勞綜合症以及邊緣人格障礙。每一個精神科醫生亦有在報告中提及卡拉是有一些解離特徵。可是，在診斷和個案管理的內容中，從沒有任何關於解離的討論。這些報告強調到她情緒病方面的特徵，亦已處方抗抽搐藥物以穩定情緒。

卡拉曾試過於同一時期內服用三種不同的抗抑鬱藥，可見精神科醫生集中努力地處理她的抑鬱症。明尼蘇達多相人格問卷（Minnesota Multiphasic Personality Inventory MMPI）是一份由心理學家使用的心理健康評估工具，但這卻錯過了臨床上的解離之診斷。

一旦診斷是抑鬱症，不論是雙極性障礙、重度抑鬱或輕度抑鬱，治療的選擇便已收窄。治療選擇受制於藥物種類、份量以及潛在的配搭。卡拉多年的治療就是局限於這一框架裡。

卡拉的症狀

卡拉很直接地表達她的困難。她表示在她的腦海中有不同的聲音出現。這些聲音是來自二十位女性、兩位男性以及一些小孩。如前面亦提及，解離性身份障礙中不同交替人格的聲音，並不像精神分裂性幻聽的那樣。只要詳細了解這些聲音便能加以區分。

卡拉亦向我展示她的日記。當中有一些手寫的筆跡是完全不同的，彷彿是不同的人所寫的東西，這也是解離性身份障礙患的一個明顯特徵。我相信她是希望會幫助我得到正確的診斷。我從未曾試過有解離性身份障礙患者在評估面談時就向我展示自己的日記。這些手寫的日記是其中一種最為有用的資料，可以幫助我作出正確的診斷。我相信她一定是希望會幫助我得到正確的診斷。

在她的日記中，我們能找到卡拉是患有解離性身份障礙的證據。她的日記中包含有混亂及矛盾的觀點，有些更被擦去。有時，她們是成年人的筆跡，有時卻是小朋友的筆跡。這明顯是不同交替人格寫的。每當卡拉想去寫自己的日記時，只要她看到自己曾寫了些東西，她便會撕碎這些頁。這些都顯示她正在經歷解離性身份障礙。

另一方面，她也有很多遺失時間的經驗。根據她丈夫的說法，這是每日都會發生的。解離性身份障礙患者最關鍵的症狀是經驗遺失時間。如果有出現這個情況，差不多已可以肯定此一診斷。

卡拉亦發現不屬於她個人品味及喜好的事情及經驗。她本是一個羞怯的人，但她卻發現自己有一些很性感的衣服在自己的袋裡——這明顯是她自己買的。這應該是由另一個或另外幾個較為被性主導的交替人格所買的。

她在行街買東西的過程中她很難做決定，這需要她丈夫的幫忙。這種情況在解離性身份障礙患者身上亦頗常出現，因為患者需要處理不同交替人格之間的衝突。從青少年時期開始，卡拉已有很多自我造成的傷害。直至她遇上她的現任丈夫，這個情況才停止。自我傷害的情況往往起因於不同的交替人格之間的仇視。

有些交替人格會控訴另一個交替人格對施虐者表現得軟弱、被動和屈服的行為。可是，這個行為亦常在邊緣人格障礙患者中出現。這是另一個解離性身份障礙的患者常被誤診為邊緣人格障礙的原因。

卡拉是一個很高效率的人，她能同時間處理多個任務。當雙極性障礙的病人處於輕度躁狂階段，亦能輕易同

時處理多項工作。這是解離性身份障礙持續的特徵，而不是像雙極性障礙般循環。

結果

這個案的結果是很悲傷的。卡拉住在幾百公離以外的地方，她很需要一段相當長期的心理治療。我嘗試安排她在城市裡接受精神健康人員的支援。可是，當地的社工及治療師對於解離性身份障礙感到不安，亦沒有經驗處理卡拉的個案。她們亦不敢接受這挑戰。卡拉的精神科醫生亦對解離性身份障礙感到懷疑，故沒有提供太大支援。再者，卡拉的丈夫亦對她失去耐性。他不視找到正確診斷去理解太太病情為重要，他反而視這為醫治不好太太的藉口。他表示自己已忍受太長時間了。他只想找到正確的藥物來治愈她....結果，這令卡拉更受到壓力。

轉介這個個案給我的精神健康專業人員亦希望我能建議更好的藥物治療或藥物配方。他(們)不認為這個新的，及他們不熟悉,的診斷是有幫助。簡而言之，大家只是尋求一個快速的药物治療的解決辦法。

似乎卡拉已患病了很長時間，大家都對她失去耐性了。一般人都以為精神科疾病可以用簡單的方法去診斷並進行藥物治療便能夠解決問題。事實上，這不是那麼簡單的。

一個常見的情況是很難找到一個治療解離性身份障礙的治療師。即使在大城市，如溫哥華，解離性身份障礙患者亦很難找到治療師。這個情況在離大城市很遠的地區則更差。精神科服務只是靠著探訪的精神科醫生提供，他們主要工作只是簡單評估新症病人及給舊症病人調教藥物份量而已。

如果只需要單純地為病人進行評估或撰寫報告，這樣的定期探訪可能已足夠。可是，如果想讓與病人建立關係並進行心理治療，這明顯是完全另一回事──尤其是對於沒有處理解離性身份障礙經驗的精神科醫生而言。他們不相信這個診斷，亦不認為這個病是真實存在。結果卡拉的治療是注定失敗。當地的治療團隊並不嘗試去接受這個診斷。不幸的是,卡拉與我見面幾次後，就與我失去聯絡。

我最後一次見卡拉已是很多年前的事了，我感覺她的前途很黑暗。回想起來,那已是很久以前的事了。但現時治療這病的機會仍沒有改善。

她來說，她的前路只是---她的生活障礙會愈來愈嚴重，她會更加抑鬱，情況也會惡化下去。由於沒有其他治療選擇，她有很大風險成為長期的病人，接受著不斷改變的藥物治療。最好的情況是，這些案主去護理院之類的照顧單位，而最差的是，他們最終會選擇自殺。

像卡拉的患者之情況不會自動康復的。原本有很大的治療動機,可以有很好的結果：她有一個穩定家庭環境，原先生活功能亦很高，交替人格對治療亦相對沒有很大抗拒。可是，當我願意去為她的治療師作督導時，我被拒絕了。如果有願意治療她的治療師幫助，她可以恢復原有生活。缺乏配偶的支援，以及當地的精神健康系統對此病症不認識，也妨礙了她正面的治療潛力。

精神健康照顧系統未能向卡拉提供照顧，這是很嚴重的失敗。這個個案亦是我寫這本書的原因之一。我希望這本書會爲將來的患者帶來希望。我也希望跟卡拉有類似情況的患者會有一些更好的機會，得到適當的支援。

治療的關鍵

外在支援對治療非常重要。缺乏外在支援的話，解離性身份障礙的治療進展是困難的。解離性身份障礙的治療並非無故地複雜的，我們只需要精神衛生專業人員更好地了解這種狀況。特別是當患者對治療沒有抗拒，並有動機去醫治。即使沒有這方面經驗的治療師亦能在指導下幫助這類患者。

第九章　多麗絲：非指導的治療

概要：　多麗絲是亂倫的受害者，遭受嚴重創傷。最初，
她表現得自己的情況穩定，與一般人無異，但潛藏著
強烈的困擾。我以「非指導性」 (non-directive) 治療作
為多麗絲的治療方法。對於某些個案，提出問題、給
予建議或重新指導有時是必須的。而多麗絲的治療與
道家的「無為」原則[2]接近。

這有時會被理解為透過不採取任何的創造性行動而來
寂靜或「無為」。這跟被動和漫不經心等一詞，全然
不同。這是指在沒有壓力的元素下，人們將注意力完
全集中在某地方。這種治療方法非常需要患者和治療
師的全面專注和努力。對觀察者來說，會診看來就像
隨便的社交會談，甚至會被視為無聊或過於簡單化。
然而，每個對話都是基於治療原則。看到多麗絲良好
的康復進展，令人鼓舞。

32　「無為」通常是指在自然中，萬物不採取作任何動作或
　　做輕鬆的動作。我們以水在岩石中流過，和未經雕刻木材的自然美，
能了解無為一詞。宇宙是以自然的方式，和諧地運行。當一個人付出過多
努力時，他是與自然相違背，破壞了自然的和諧。道家提醒我們要防止
潛在有害的干擾，以便輕鬆地實現目標。為了能達到自然，一個人須認
同「道」，欣賞簡單美，並在自我專注裡面，釋放自己。

多麗絲的表行看來沒甚麼異樣，她很會把內心的混亂隱藏起來。然而，從一開始，她便知道自己想要甚麼、需要去哪裡和她自己所須遵循的速度。當我與她的節奏步成一致，並盡可能真心地聆聽她的說話，我幾乎都不需要任何干預或主導她。我們不需為終點線而急趨，也不需遵循外界所規定的議程。在多麗絲的自導之下，治療最終得以成功了。

多麗絲知道自己需要時間慢慢訴說她遭受父親虐待的可怕故事。此外，她需要一個關心和尊重自己的人，絕對不會背叛或虐待她。治療師以這種方式傾聽她的說話，加上給予她需要處理創傷的時間，讓她得以痊癒。

由於她需要釋放自己長年壓抑的緊張情緒，許多治療的時間都讓她用以宣洩童年受虐的經歷。當患者的故事是如此沉重時，該發洩的過程是相當重複的，並且需要較長的時間，治療師不應為此感到驚訝。而多麗絲重複了同樣的故事數十次。

這種重複的發洩，是多麗絲的治療中需要的元素，以讓患者訴說和重述自己的經歷，而非讓他們再度創傷。它不是為了讓治療師決定患者所表達經歷的次數是否

已經足夠。此外，治療師必須表明只要患者的系統（system）認為有需要，治療師都願意聆聽他們的說話。她很明顯患上解離性身份障礙。我對她跟對其他解離性身份障礙患者一樣，會花時間向交替人格部分保證，他們會受到保護，沒有人會因為治療而遭受威脅或傷害。有些治療小節的時間用來重組她的多重性系統。在這種情況下，多重性的重組意味著，當某些交替人格部分不再願意執行他們的特定功能時，系統會指派其他交替人格部分，以讓那些功能得以維持下去。事實上，這是她那內在系統的角色（任務）重新再洗牌。此外，治療師需要協助多麗絲處理她自己與父母的關係。

由於她的治療是跟隨自然的方式，我概括了實際治療的簡短描述和細節。這樣做，是為了清楚描述在這九年裡面從開始到結束的治療感覺。值得一提的是，實際治療時間只有總共五十八小時。

整個治療分成多個治療小節，可以讓人們看到多麗絲康復的過程，正如生活本身也不是一個直線的過程。有時，多麗絲康復的過程是多曲多節的。治療會為她帶來多種考驗，但讓她到達所需要去的地方。它以緩慢的節奏進行，以能安全和溫和地把創傷合併起來。

這就好像多年來，她一直在等待正確的整合情況，以便讓她能夠逐漸擺脫過往的負擔。

我相信她的康復是最完整和持久的。

第一節

多麗絲第一次來看我時，她將近三十二歲。她有良好的功能，說話溫和可親，且有強烈的動機，讓自己痊癒。她持有工程學士學位，並於一間大型私人公司工作。她表現冷靜，言簡意賅地回答我所問及的往事，把正確的資訊告訴我。

儘管多麗絲經歷了長時間的的亂倫、多次的性侵犯事件、酗酒和混亂的情感關係，但她已經完成了大學的課程，並找到一份工作，而她亦與男朋友已同居了一年。

她來找我之前，已看過兩名治療師了。第一位是一名女精神科醫生，她試圖解決多麗絲的性障礙問題。雖然她為多麗絲治療已經有五年多了，但都沒有甚麼效果。在那段時間裡，她過著酗酒的生活，完全失去過往自己遭受性侵犯的記憶。由於過度酗酒進一步削弱了她童年受虐的記憶，那時的治療無法觸及她的核心問題。醫生處方了 Ativan—一種治療焦慮的藥物—給多麗絲，之後她慢慢對此成癮。並一直依賴著這種藥物。多麗絲的第二位治療師為她服務了兩年。這位女治療

師背叛了多麗絲，誘惑了她的男朋友，治療服務便隨即完結了。我沒有辦法去驗證這點，但在接下來的幾年裡，以我對她的了解，我沒有理由要懷疑她的誠信。經過多年的酗酒後，多麗絲加入了戒酒無名會。我們見面的時候，她已經沒有酗酒五年了。由於她遭到父親侵犯，而這些侵擾性記憶於晚上為她帶來困擾，所以她便前來看我。她無法記起自己與父親亂倫時她幾歲了，同時她也開始記起自己被其他人侵犯的事件，例如在四歲時，她被保姆強姦。

這些回閃刺激了她內在沉默的怒火，以暴力夢境的形式呈現出來。她形容自己的身體好像不屬於她，不是跟著自己移動，她亦經歷過一段無法集中的時間。她表面上的平靜，似乎覆蓋著一個充滿憤怒的火山，彷彿快要爆發似的。而我提醒自己不要被她那平靜的表面所愚弄。

我沒有打斷她的敘述，以便進一步了解她的經歷。治療師如讓患者自然地講述自己的經歷，能進一步增加其信任、安全感，這也是建立治療聯盟所需要的。

多麗絲清晰而堅決地說：「我想要一位治療師和一個安全地方，以讓我說自己所發生過的事。」她的決心讓我相信她在治療中表現得很好，並對她的病情感到樂觀。這也許是正確的時機，讓她好好面對過往的那

些記憶。最初她被診斷患上具有解離特徵的嚴重創傷後壓力症，同時極度懷疑她可能有解離性身份障礙。

對於治療小節的頻率和間隔，我完全交給她去決定。在第一節治療後，第一年，我每月會看她兩次或三次，而第二年，治療的時間會變成每月一次或兩次，然後在接下來的七年裡，每次治療的交替會隔更長的時間。

第二節

多麗絲有大量的侵擾性記憶。雖然她難以用言語描述自己被侵犯的過程，但她的身體對此有清晰感覺(內在記憶)。她曾抱怨陰道感到疼痛，和難以於月經期間使用棉塞。多年來，她的膀胱炎經常復發，以及難以控制自己的尿液。我懷疑多麗絲早期遭性侵犯和身體被虐待的經歷，可能導致她的泌尿道過敏。

她說自己現於健身房努力鍛煉身體，也在學習鋼琴和油畫，這讓她看來變得容光煥發。而她會上教會，是裡面的活躍成員。由於這讓她感到自己與這個社會有連繫，獲得精神上的支持，我視這代表她的健康能夠變好。她強調自己想要「精神寄託」，以及由於她在戒酒無名會所作出的努力，讓她變得更有力量，這有助她的康復過程。[33]

---

[33] 幾乎所有在我的治療中表現良好的患者，都有精神上的(spiritual)聯繫，無論他們修持着基督徒形式抑或佛教形式的冥想。Linehan 是一位治療師和研究學者，同時她也是一位邊緣人格障礙患者。她回想起她

雖然我知道多麗絲有侵擾性的回閃，但她的外表上似乎很平靜。為了協助她管理內在的焦慮，我建議她做一些有意識的呼吸練習，以此來鎮定神經系統。

患者意識到諸如呼吸這些自動和潛意識的事情，原來可以自我調節和控制，可使他們感到有自主能力。那些已經學會減慢、主導和改變呼吸節奏的人，可能會開始意識到自己也能夠減慢、主導和停止回閃及失控的情緒。雖然這是一個簡單的事情，但只要我們還活著，我們都需要呼吸。如果患者能好好地做慢呼吸，讓它作為一個避難所[34]，對治療有很大的好處。

第三節

我們繼續談有關於建立安全地方的事。在我進入多麗絲任何一段創傷的歷史之前，我希望她可以開發內在的某些資源，使她能夠把自己置於（內在的）安全地方裡。此外，我與多麗絲需要繼續建立更好的關係，使她於治療時能有足夠的安全感，並確保我不會丟棄或利用她。

的年輕宗教經歷，她與邊緣人格障礙患者合作做正念的工作，而這適用於性侵犯的倖存者，應該得到更多的關注和臨床應用。

[34] 這一點已在關於維多利亞（第七章）和羅拉（第十章）的章節中討論過，但仍在這裡重複一遍，以強調其重要性。

探索創傷記憶並不是一件艱難的事，但關鍵的是，之後的治療需要處理甚麼的事。創傷記憶太快湧進患者的腦海裡，而事前沒有作出充分準備，或事後沒有跟進此情況，是一件危險的事，就像一個潛水員太快浮出水面，以致身體蜷曲（即是減壓病）。如果創傷記憶本身太過嚴重，而它又來得太快，並且沒有安全的地方可以放置它，人可能會再次受到創傷。

多麗絲知道自己還沒有準備好談論過往的創傷。而她非常留心有關安全地方和運用呼吸的討論，並很有可能繼續評估著我，以便決定何時能跟我說更多關於她自己的事。

第四節

多麗絲開始告訴我，她有一個男朋友，但是當她發生性行為的時候，她立刻「失去」自己。她的意思是只要開始有性接觸，她便解離了。然後，她說自己經歷時間遺失，曾長達數小時，而她的時間遺失經歷通常都跟性有關。我懷疑她在性接觸期間，一個交替人格部分接管了身體，因此她經歷了失去了那些時間和記憶。在那個時刻，我認為自己沒有必要跟她說，我懷疑她患上解離性身份障礙。

當她談到時間喪失，她打開心扉了，說起她自己所得到解離性身份障礙的症狀，包括家中物品被發現存放在錯誤的抽屜裡、買了一些自己討厭的物品等等。然後，她談到自己內在系統的現時情況，並指出以下的交替人格部分：

1. 上班的多麗絲

2. 另一個去戒酒無名會會議的多麗絲

3. 一個有膀胱問題的小女孩

4. 一個有自毀傾向的人

5. 一個愛與男人發生關係的「冷酷女士」

多麗絲於第四節時自發地揭露自己的多重性。我沒有向她問及有關解離性身份障礙的引導性問題，但是這治療小節證實了我早前的懷疑。我再次強調，我沒有跟她說我的診斷意見，同時，對於她所告訴我的事，我都沒有作出帶批判性的回應，但讓她知道我可能明白她的情況（所以才有勇氣把她的內在情況告訴我）。我認為當時機成熟時，她便可以得出自己的診斷結論。

第五節

她通過做呼吸練習，並把注意力放到身體上，尤其是膀胱，她開始記起膀胱的疼痛就是與遭父親侵犯的經

歷有關。在是次治療裡，她花上全部時間於這些性侵犯的經歷上。我沒有以任何方式向她提出問題或提示她，但我聆聽時細心留意她需要去探索的地方。

治療室所進行治療的地方，是患者的私人避難所，促使他們在這裡說自己的故事，而他們的說話是會有人靜靜聆聽的。當治療師聽到創傷時，他們會提供一個地方，使患者理解他們不會被他人判斷，也不會被人盤問。對於多麗絲來說，這個是正確的時機，去揭示她的創傷記憶，讓一個能理解自己的人得以聆聽。

不論是肢體虐待或性侵犯的經歷，在此都沒有必要詳細說明兩者的性質和嚴重程度。令人驚訝的是，她告訴我有關侵犯的經歷時，並不會觸發她的回閃。多麗絲可以感覺到自己的身體反應，而她的情緒沒有不受控制，亦沒有出現解離和因而發生的再度創傷。這是治癒創傷的本質。

多麗絲通過處於安全的地方，講述自己所發生的事，她學會把自己遭侵犯的創傷記憶，與回閃分開起來。當一個人在準備好的情況下，配合正確的時機，治療能夠將內隱記憶，變化為外顯記憶。多麗絲能夠把帶傷害性的記憶，改變了為自傳式的外顯記憶，逐漸減低他們的力量。

我們談到關於充權（empowerment，賦權）的事。當她準備於法庭上控告她的父親時，我保持適當的沉默。對於早年發生的性侵犯行為，我不贊同訴諸法律。這是有一個非常具體的原因：對於大多數遭侵犯的倖存者來說，公眾對他們的指責和挑戰，是難以承受。此外，案件的證據主要基於幾十年前的個人記憶，很難會獲得勝訴。敗訴的後果可能對患者有潛在的危險。

第六節

在這次會面上，多麗絲默默地給我一封兩頁的信寫著：「多年來，我見過許多事情。很多人來來去去。他們都說會在這裡幫助她，但是每個人都有自己的動機和計劃他們是醫生、教會牧師、教師、輔導員、朋友沒有人能夠面對真相，所以他們把她推回到她自己的黑暗中。我看守着她。我在這裡聆聽著，不允許再有人背叛她，亦不能破壞承諾和給她假希望。這是我的工作去守護她。我不能讓她到傷害，我也不會離開她，並會永遠在這裡傾聽。你對她的動機是甚麼？她是一個樣本嗎？我不是給人玩弄的物品。最後我都會掌控一切，我將接管並保護她。」這封信的署名是「觀察者」，這個筆跡有異於她平常的寫法，跟我最初看她於治療室所填寫表格的筆跡並不一樣。

這封信告訴我，雖然她開始更信任我，但這令某個保護型的交替人格部分感到擔心。這交替人格部分害怕她會受到傷害，直接介入進來，以給我一個警告。

我和她一起朗讀這封信。我感謝那位交替人格向我發出嚴厲的警告，亦感激他這些年以保護者的身分，照顧系統的安全。由於我不知道那交替人格部分的性別，我希望她或他繼續這項重要的工作。我們談了信任起來，部分原因是她被以前治療師和其他人背叛的經歷，讓她害怕於治療中再次受傷。

我認可了那位交替人格，亦很感謝她/他，至少我們可以保持溝通。如果她有需要對我說更多的話，可以寫另一封信給我，或出來跟我談話。這種方法不需知道每個交替人格的歷史，減少了不必要的麻煩。

第七節

多麗絲告訴我更多她經歷到的解離症狀。在工作中，她發現自己有兩種不同的筆跡；另外，她有時會突然感到迷茫，忘記怎樣執行日常的工作。

當她感到安心時，她還需要處理很多的事。而她選擇何時和何地說自己的故事，對她有很好的治療意義。

第八節

她自己得出一個結論，自己患上解離性身份障礙了。

「某個人接管我的身體,我整個晚上都...(不在)。」

「一旦遇到任何與性有關的事,我便離開了(out,即解離了、失去了意識)。」

「在我的抽屜裡,我有吊襪帶、魚網絲襪、黑色睡衣和黑色高跟鞋。」

「我有時候會短暫昏迷,而在醒來的時候,會發現自己身處於衣櫥裡。」

她坦承地說,自己有過許多無法控制和難以抵抗某些慾望的時刻,即使那些慾望明顯是源於愚蠢的衝動。舉個例說,她可能會接近某一個陌生人,然後她便暫時昏迷了,醒來時,她才得悉自己身處於一家酒店,與那陌生人一起過夜了。

這次治療小節標誌著真正洞悉和破除失憶屏障的開始。多麗絲開始客觀地看待她自己的病情。由於她在自己的壓力下,仍有這麼大的進步,所以在會面期間,我不會扮演主導的角色,以讓她可以自主。不過,她仍感受到我全力關注她,並對她給予支持。

在這次會面期間,有一個新的交替人格部分出來了,她是一個憤世嫉俗的人,且不想跟我談話,只是想讓我知道她的存在。她的出現無疑是對我的另一個警告。我認可了她,並請她繼續她的任務。

治療的進展難免要患者踏上感覺到危險的境地，這為保護型人格帶來不安。我知道憤世嫉俗及保護型的交替人格很可能會於內裡焦躁不安，但這些交替人格的表現是正面的，可以顯示出整個系統有愈來愈強的治療聯盟。

第九節

她說在日記中，她經常用不同的筆跡寫信給自己。我藉著這個機會，鼓勵她繼續使用這種溝通方式，並強調他們每一個人對整個系統都非常重要，以及保證治療是不會威脅他們的存在，沒有一個人會被淘汰。此外，由於她與教會的關係，我進一步強調於解離性身份障礙治療中，我不會用「驅魔的療法」。(我不相信她身上有魔鬼。)

多麗絲在處理與父母的關係方面，她繼續遇到困難。當我們討論有甚麼處理的方法時，我的角色變得較為活躍。

第十節

她說自己不再在法庭上控告父親。我強調在法庭上，她會有重新經歷創傷的風險，以及她試圖證明幾十年前無人目擊的性行為，很有可能會敗訴。她也同意，以尋求法律來處理往事，所帶來的，可能失多於得。

她說自己決定不再隨便與陌生人發生性關係，而且她感到已經很強壯，足以讓自己暫時脫離性關係。這都是她的新決定。在這治療小節上，她的進展突飛猛進。

第十一節

她說最近內在家庭管理者辭職的情況下，內在家庭有一些重組。於交替人格部分的會議上，我靜靜地坐著，就像一個觀察者，見證整個過程，卻沒有參與其中。而我能夠看到治療以這個形式進行，感到非常榮幸和高興。

第十二節

一個新的交替人格部分出現了，名為瑪莎（Martha），是內在家庭的幫忙者。這新角色的出現，似乎是現有的交替人格部分所賦予出來。

這個新決定會讓多麗絲無法隨便與他人發生性關係，她的內心有一些爭鬥。

第十三節

我們談論了如何在多重性的狀況下生活下去，這就好像許多來來往往的人群，於同一個宿舍生活，並經常有不同的聊天聲音。不過，她現在已經能把他們好好

處理。即使她內在世界不斷有改變和動盪的出現，她仍能夠繼續履行工作的職責。

由於各個交替人格部分堅持以各自的方式刷牙，所以她在晚上會把牙刷三至四次。顯而易見的是，有些交替人格部分仍然堅持他們的個性。

我們談到即將到來的聖誕節。對於許多早期創傷患者來說，聖誕節是一個特別緊張的時期，可能會觸發他們那些痛苦的回憶，同時於他們身上施加巨大的社交壓力。人們可能需要面對為自己帶來負面情緒的家庭成員和其他親戚，會希望自己懂得說「設定界限」，或假裝保持快樂。多麗絲在這個時候，只是簡單地說「你已經教我要尊重我各交替人格部分」，她把希望給予我，她表示自己可以保護自己。

第十四節

她的日常生活變得平靜同時投放更多的熱情於工作中。此外，她將繼續參加戒酒無名會的十二步計劃。

雖然她仍然意識到有些部分對身為治療師的我感到憤怒責怪我導致系統作出改變，但是她提出了一些令人鼓舞的想法。這包括：「我覺得我可以痊癒」，「我有權擁有一個安全的地方」，和「我有擁有空間的權

利」。看來，許多交替人格部分走在一起，並更加懂得團隊合作。

第十五節

多麗絲每月跟我有兩次會面。七個月後，她一進來便說想評估自己的治療進展。聖誕節是個典型高壓的時刻。當她回想起整個家庭一起渡過聖誕節時，她意識到自己已經協商得很好了，她亦因而恭祝她自己。我能看到她正在學習肯定和鼓勵自己，對此我感到非常高興。

她的內在家庭仍有少許混亂，有些交替人格部分改變自己的角色，有些則逐漸變得模糊。在解離性身份障礙患者中，這並不罕見。她知道裡面發生了甚麼事，並能夠用冷靜的態度去說它，我感到非常高興。她提到其他正面的事：她已經沒有強迫自己不斷購物，而且她不是用新的強迫慾望來取代購物的誘惑，她學了一個新的技能—跆拳道。她對自己的進步感到高興，並期待接下來六個月會發生的事。

偶然地，她提到自己與男朋友已經結婚了，我感到很驚訝。由於婚禮不是她治療議程的一部分，所以她之前沒有提到這件事。在治療目標裡面，患者有明確的想法是不尋常的，但是多麗絲很她清楚地知道我能幫

助她的是甚麼。而她能夠自己處理關於的婚姻、朋友和男朋友的問題。

多麗絲這麼清楚地參與她自己治療計劃的能力，是罕見的。然而，治療師需要保持警惕，這有時可能是一個陷阱，不利地影響這種自我導向的患者。問題是，她在自己的議程上如過份固執，當她的生活中日後出現無法預料的的波折時，她可能無法應對。幸而，多麗絲很靈活變通，沒有這種狹隘的視野。不過，她的能力和靈活變通，治療師仍然需要保持警惕,不可以變得懶惰起來。

第十六節

多麗絲來到我的治療室時，看起來容光煥發的。有一次，她突然擔心自己無法處理身邊的人。當她提及自己的親戚時，她清楚地對我說「我需要你的支持，令我可以對這些人說<不>」。

對於為自己帶來負面情緒的人，患者很難打破那些人入侵界線的習慣。我溫暖地給她鼓勵，和她所要求我對她的無條件支持。由於多麗絲還是個孩子時，人們嘗試掌管她的生活方式，她一直苦苦掙扎，所以我小心翼翼地不控制著她，而是簡單地做她所對我的要求。我沒有主導她，是表示對她的支持，及對她的基本智力有信心，並相信她有可以痊愈的能力。

第十七節

我又得到另一封信,但是這筆跡與之前的那些不同。從這個新的交替人格部分,我們可以知道她(那位交替人格)對將會發生甚麼事情感到恐懼。這是一封很長的信跟我說她沒有安全感,害怕我破壞她的防禦、自己被趕走、被定義為沒有用、被遺棄和消滅。這封信似乎是因治療所產生的變化,而衍生的自然反應,這能讓我肯定治療有順利的的進展。

我藉著這個機會,直接解決這位交替人格部分的問題。我彷彿把這裡當成一間課室,亦知道所有交替人格部分都在聆聽我的說話,然後我再次向他們強調,每個交替人格部分都很重要,並重申自己不想消除任何一位。由於所有交替人格部分都居住在同一個身體,我再次敦促他們要有更好的溝通、合作和協調,以幫助他們過更美好的生活。

多麗絲已經能夠堅持自己的決定,沒有於戒酒無名會中與男人發生關係。會面中,我們深入地討論她的嗜好和娛樂。她說了音樂起來,談到自己最喜歡的作曲家。此外,她是一個如饑似渴的讀者。雖然我們休閒地聊天,說了一些個人興趣,看似與治療無關,但它常常能為治療師與患者,建立更親密的關係,以增強治療聯盟。在任何心理治療裡面,尤其是與解離性身

份障礙患者，這種聯繫是決定性的，有助得到成功的結果。

第十八節

在自動的情況下，多麗絲平靜地再講述遭父親侵犯的片段。我對她分享那些片段細節的程度，感到震驚。由於我不會尋找當中細節，她知道提出這個層次的信息，對她的治療有必要性。這種冷靜與和平面對以往的回憶，以及得到治療師的承認，是一種深入的治療體驗。那位憤怒人格仍繼續帶來問題，且抗拒轉變。然而，我邀請這個交替人格部分跟我談話，為她帶來即時平靜的效果。她之後變得好多了。令人驚訝的是，她對我的治療有這麼積極的反應。這次是為數不多的一次，我積極地參與了跟她的治療。

多麗絲說她編寫日記和繪畫真的有助於內在系統復原。在這治療小節中，值得注意的是，多麗絲第一次對於受虐經歷有多於一般性的描述。對於治療師來說，這是另一個提醒，既不可忽視,亦不要求更多關於創傷事件的細節，積極地保持平靜是最重要的。當這樣的事情開始被提出時，治療師必須全力聆聽她的說話。然而，治療師必須允許患者選擇何時把這些事物向前推進，這能進一步加強充權，以為治療帶來幫助。

第十九節

在我沒有給予任何提示的情況下,多麗絲說她與內在的交替人格部分家庭,已經開始進行「圓桌會議」,以致整個系統變得安靜和平靜下來,讓她睡得更好。而她現在能夠記起自己大部分的童年,不單止包括遭父親侵犯的創傷經歷,還有其他普通事件。在早年創傷影響下,解離性身份障礙患者可能需要渡過否認和遺忘障礙的過程,但同時能記起小時美好的時刻,也意味著她有極大的進步。

第二十節

多麗絲說她剛讀了一本關於多重人格障礙的書。我意識到「圓桌會議」的概念是由哪裡衍生,這有可能是因為她聽取了很多關於復原的建議。

第二十一節

我們再一次談到如何處理人與人之間不快的關係。此外,她還記得更多受虐的經歷。

第二十二節

儘管我跟她的父親在神態舉止上都截然不同,但我始終是一位成年男士,所以她與我所建立關係的強度,

會觸發她對父親的憤怒。這次會面的時間用在一個交替人格部分的身上，她出來說她自己如何討厭我，以及感覺到我奪走了她的力量，亦憎惡我所代表權威的方式。她跟我說，我威脅了她的安全、野心和個人的慾望。

我明白這交替人格部分因治療所發生的變化而感覺到焦慮。她需要的只是一些保證，包括我尊重她、我認為她在系統中是很重要的，以及我沒有意圖剝奪她的權力。這我告訴了她，我明白她要放棄一些分開的感覺（sense of separateness）是很不容易的。由於她意識到自己與其他人共用同一個身體，所以她知道這一點的必要性。

在會面中，交替人格部分能夠表達自己的憤怒，可以展示出患者與治療師的關係，足以容許誠實的情緒表達，包括憤怒。治療師的非防禦回應，可以糾正患者的情感經驗。

第二十三節

多麗絲說「女士」剛剛加入了團隊。

會面期間，一個「小孩」想要跟我談話。我遇見這個八歲的孩子，聽她說自己的故事，感到很溫暖。她說

自己寵物的名字是切麗（Cherie），並說起有關於房子和上學的事情，以及她很愛池塘裡的魚和鴨子，但她不喜歡穀倉，感到很可怕。我與這個小孩交替人格交談，差不多花了半個小時，而她出來是想尋求別人對自己的肯定和讚許。我表現出溫暖和慰藉她的角色，恰似她的理想的父母。

後來，多麗絲感到非常頭痛，很多解離性身份障礙患者的交替人格部分轉換（switching）時，都會有這樣的頭痛現象。

第二十四節

多麗絲向我解釋會見那「小孩」的意義，那個是領導者，帶領一群小孩人格，並說那「小孩」需要鼓勵和稱讚，然後便繼續更詳細地說那段遭受侵犯的經歷。她無疑需要處理內在更多的創傷。

第二十五節

隨著進行長期持續的宣洩，我可以感覺到內在的交替人格部分群體充分留意著，尤其是那群「小孩」，每一個「小孩」對創傷和遭受侵犯的經歷，都有特定的記憶。我再次說出以前的建議，希望她可以與身體繼

續保持聯繫，並找尋一個安全的地方，亦學習如何聆聽身體所發出的聲音。

當我說話時，我可以感覺到整個系統一直在聆聽，並參與著復原的過程。我覺得我握著一群孩子的手，並各自都告訴我一些所遭遇到的可怕經歷。而他們開始明白自己不再孤單了。

在這強大的系統裡面，他們有這份勇氣，把其脆弱一面展示出來，我為此而感動。

第二十六節

我們花上不少時間，以讓她學習處理其人際關係，包括她的丈夫、朋友和親戚。一個人若在兒時遭受人際關係的挫折，可會讓他們創傷，對倖存者來說，他們如何與他人之間保守明確的界線，有極大的困難。我教她如何畫下一條條線，以捍衛自己的領土，包括與她仍有聯繫的施虐父母。而多麗絲的父親仍想假裝與多麗絲有正常的父女關係，所以她不得不把這好好的處理。

如果多麗絲表明自己在任何情況下，她都不想再看到自己的施虐者，我將一樣支持她，並不會批判她的決定。我強調治療師必須考慮患者的想法和需要。

第二十七節

我收到了一封來自多麗絲的信，說：「親愛的先生，生活變得更好、更快樂……謝謝你」。我假設這由其中一個交替人格部分寫出來，而對這位交替人格來說，書寫比說話更容易表達感激之情。

我們討論有關於鋼琴音樂的事，說起了彈奏高難度樂章的樂趣，亦談論如何愉快地享受選譯音樂或在油畫布上繪圖的經驗。多麗絲通過參與創造性活動，產生了控制和歡樂的感覺。她那被侵犯的經歷讓她無法感受這些感覺，但她現在能夠把這些感覺找回來。

患者以口頭方式與治療師分享這些嗜好，可以讓患者舒緩長期以來的緊張，亦能讓他們體驗安全感、友好和親切對話的樂趣。治療師於正確時機裡談論彈奏莫扎特的音樂或繪畫，或能幫助患者欣賞自己的優點和能力。

除了心理治療的知識外，如果治療師有額外的知識或技巧，會對他們的工作有幫助，以讓他們為患者提供額外的支持，從而加強治療聯盟。

第二十八節

多麗絲談到關於工作的事，以及她如何奮力於競爭激烈的環境中站得住腳。當她的老闆去度假時，她成為

部門的代理主管。剎那間，她轉換為另一個交替人格部分，說起有關內在解離團隊的事，並提到某些交替人格部

分的名字，共有八個，包括主要的角色和衍生出來的角色。然後，她突然談起整合上來：「我們正在走一起」

她想像到他們手牽手，一起站著。

第二十九至三十三節

她主動地在治療小節花上更多時間，宣洩遭受父親侵犯一事，當中有許多都是重複說過，有些人或會想知道這樣的重複是否有必要。她經歷了長期遭父親侵犯的恐怖事件，這種創傷記憶需要相當長的時間來處理和治療。對於那些自己信任被出賣的人來說，例如遭受亂倫的倖存者，治癒是沒有捷徑的。如果她想重複說自己的某些經歷，我相信這必定對她的治療有用處。

她突然宣布自己已經作出艱難的決定：戒除一天兩包的吸煙習慣。我本來不會在這個時候建議她戒煙。然而，這決定是她自己所選擇，我只會對她給予支持。

她的婚姻特然出現了問題，並不是一件奇怪的事。對於解離性身份障礙患者來說，他們的婚姻都非常複雜。

通常，某些交替人格部分可能非常喜歡那配偶，但其他交替人格部分卻可能不喜歡他。

她更仔細地描述內在十位交替人格部分。她想讓我更深入地了解她。

我鼓勵她繼續定期進行冥想，並保持寫日記的習慣，這些能幫助她整合新的學習資料。

然後，她說內在的交替人格部分聚集在一起，並「手拉著手」。

第三十四節

我為多麗絲進行治療，已經有六年了。其時，她會每年來看我兩次。她剛在戒酒無名會得到十週年獎勵。而她一直有定期做冥想，並說內在的混亂已經平息了。

她分享了自己去看脊椎治療師的經歷，以致她想起更多被虐的記憶，但她能夠很快冷靜下來，而之後她只感到悲傷。此時，我們開始想到終止治療。

第三十五節

第一次出現危機了。某些事情的出現，打開了一道新的閘門，讓她回想起可怕的過去。有人要起訴她的父親，而這人是許多受害者中的其中之一。

一位律師打電話給多麗絲，問了她一些問題，說她有可能要在法庭上作證。她在缺乏安全感和支持的情況下，這樣的事件會觸發她得到更多的記憶。對於她那段遭受侵犯的經歷，我會讓她決定甚麼時候說和要說些甚麼。律師的問題刺激了她，不僅觸發了她對父親更多的可怕片段和怒火，而且她對母親沒有好好保護她，她都感到相當憤怒。

一個小孩子不知道要如何處理她對父母所建立的那些憤怒，可能會令他們心中帶來終生的怒火。施虐者可能不知道他的名字積累了多少人的敵意，而主要的承受者仍然是受到仇恨和憤怒所影響的受害者。不論是事實上或是在記憶中，只有當受害者不再是施虐者的人質時，受害者的傷口才能癒合。

對我來說，多麗絲並沒有完全治癒。雖然治療看來快要結束了，一切都似乎很平靜，但這只是一場新暴風雨前夕的寧靜。當有數個問題發生時，她的傷口便會再次打開。

接下來的十二節

多麗絲的腦海中湧起更多更多的記憶，感到自己又要喝酒，參加聚會，及想毆打她的母親。她很難抵抗那

種隨便與男人發生關係的衝動，並把自己的心情形容為充滿憤怒和黑暗。而她一直有服用少量 Ativan，但它對她不再有效，她無法入睡了。她對母親的憤怒，也讓她自己大吃一驚，這的確是一場危機。

而她的婚姻也處於危機狀態。即使她沒有對自己的丈夫生氣，但她冷淡對待和疏遠他。而丈夫沒法處理與她的關係。

在接下來的八個月裡，多麗絲見了我十二次。我支持她遠離那些為自己帶來負面情緒的親戚，並留意自己的的心理健康，繼續進行治療。在這數次會面中，我變得更加積極活躍，跟之前所描述的方法相反。

由於她的身體似乎受抑鬱症狀影響，我開始給予她少量抗抑鬱劑，並將她轉診給其他同事，以進行聯合婚姻治療法。藥物能幫助她，令她說自己睡得更好，不再在半夜醒來，並開始有一種希望的感覺。

藥物的輔助對心理治療可以是有好處的，尤其是當選擇性地使用。事實上，在藥物的輔助下，她的睡眠情況有所好轉，這能確定適當使用藥物的益處。

經過幾個月更頻繁的會面，多麗絲的心理健康開始有變好。她開始上一些課程，以迎接更好的工作，並開始寄出自己的履歷。

藉藉更大的正念（mindfulness），多麗絲能夠好好地觀察自己和她的行動。在衝動和決定行動之間，她能夠控制著自己。當她被一個男人吸引著，她可以檢查自己的內在系統，亦知道若自己只跟隨衝動的想法走，將會導致壞事的出現。現在，她擁有了卓越的洞察力，並說自己與所有的交替人格部分有良好的並存意識（co-consciousness），「當我變成一個壞女人的時候，我會有所察覺」。對我們任何一個人來說，發展這種後設覺知（meta-awareness）的水平是困難的。而她長時間進行冥想和寫作日記，無疑對她是有幫助的。

她學會了如何面對家庭成員的關係，也知道要怎樣設置一些界線，並堅定地告訴母親：「請停止打電話給我」而不是簡單地掛斷母親的電話。她帶著抱怨說，她再不能解離了，並失去了這個選擇，因為這種暫時離開的形式有時對她更好。這是頗有趣的，但不至於太令人驚訝的，因為她長久以來已經習慣了解離。

她的婚姻關係開始較為穩定。然而，她和丈夫同意分居並再次約會大家。同時，她開始尋求更健康的關係，說道：「我想我生命中的人都有他們自己的生活」。她愈變得健康，便愈感到與丈夫的關係疏遠。她認為丈夫在她的生活中發揮了作用，當她有困難時她可以依靠他。可是，當她的情況轉好時，她發現他走得越

來越遠。年底的時候，她找到了一份更令人滿意的工作，也結束了她的婚姻生活。

接下來的十一節

接下來的幾年裡，每六個月左右，她便會選擇來看我。這些會面就像定期檢查，我使用非指導的方式，並持開放態度，樂於接受她的想法。最後，她告訴我，自己不再討厭父親，而她只是為他感到遺憾。

對多麗絲的治療和康復的反思

從我們的第一節到我們上次會面後，多麗絲總共進行了五十八小時的心理治療，歷時八年零十個月。鑑於長期的侵犯，和她的童年生活中所受傷害的嚴重程度，她只接受這麼短的治療，卻能復原得理想，這是因為她得到正確的診斷，並持積極態度和接受適當的心理治療。

這個年輕女孩所經歷的某些創傷，是我看見最糟糕的。她早年生活中最重要的人是，一個變態、暴力並讓她經歷亂倫的父親，和一個挑剔和忽視自己的母親，對她造成了巨大的傷害。

在她的成年生活中，人們試圖欺騙和利用她。即使她來找我，其父母堅持與她維持正常關係的錯覺，以致

她不得不好好處理這些問題。她走過一段漫長和曲折的路，以找尋一個能夠識別和治療其心理障礙的治療師。

治療解離性身份障礙的過程，就像見證一些幾十年前犯下的罪行。她找到可以信任的治療師，並在安全的地方說自己的故事，是通往痊癒之路的入口。我讓她的內在系統決定何時治療，以及於治療期間做甚麼，關心、授權、確認和尊重交替人格部分。這正正是她心理治療的精髓。

雖然交替人格部分持有強烈的情緒，但我與他們的溝通並沒有引起治療室裡的混亂。她所帶來的信件為我帶來一個機會，可以讓我直接與交替人格部分交談，並以事實回應他們所提出的每一條問題，亦能得知他們在系統中的地位、各自所持有的記憶，以及有甚麼恐懼。

這些信件是一個黃金機會，我感謝交替人格部分願意與我進行溝通，亦感激他們在極度黑暗的日子裡，發揮各自的作用，並提醒他們需要彼此合作。我沒有太多機會與任何交替人格部分交談，最長的是與一個「小孩」溝通，大約半個小時。在大部分的會面時間我都非常沈默安靜。我認為沒有必要用精神分析，去了解每個交替人格部分。

治療結束時，麻煩的交替人格部分看來已經慢慢地遠去了，但未來或會出現危機，多麗絲在受壓力下，交替人格部分無疑會再次出現，但他們的優點或能帶來正面的作用，就如那次脊椎治療事件的情況。由於多麗絲提高了自我意識和快速恢復的能力，她有更多應對壓力的策略。她接到律師來電時，她對這些能力還未充份掌握，但之後對這些的運用變得愈來愈強。

看到多麗絲的成長，我感到非常有意義和高興。通過運用適當的心理治療，和以適量的藥物作為輔助手段，多麗絲能夠做對自己有需要的事。

通過成本效益分析，在將近九年的時間裡，醫療保險機構支付了五十八小時的心理治療費用，而這裡沒有其他精神治療的費用出現，包括醫院或用作短暫輔助治療的藥物費用。

後記

在上次會面的第十二個月後，多麗絲要求預約我，報告她自己現時的生活情況。這是我最後一次看見她。她以那柔和平靜的聲音告訴我：

> 她仍然在同一家公司做她自己喜歡的工作。
>
> 她現在擁有一所公寓。

她成為禁慾者，已有兩年的時間濫交了。

她有一些親密的朋友，卻沒有男朋友。

她清楚記得過去所發生的事，

但不影響她的當下感受。

臨別時，她的話語：

　裡面是安靜的。

　沒有出現更多的聲音，

　沒有出現更多的怒氣。

　無論那人是男，還是女，我都可以面對著他，並能對他說「我愛你」。

　我對「我是誰」有強烈的感覺。

　通過冥想，我可以快速冷靜下來。

治療的關鍵

交替人格部分通過以說話、寫作、繪畫或其他方式，直接與治療師進行溝通時，治療師不能錯過這黃金機會，並需要知道各交替人格部分持有怎樣的創傷記憶、

於創傷期間和之後如何保護系統，以及於處理創傷時所扮演的角色。

此個案是一個很好的例子，反映一個病人能夠與施虐者——亦即是虐待她的父母——繼續維持關係。(她主動決定的)。不過，她擁有處理創傷的能力，並建立了界線，以致她能夠痊癒。

第十章　有限的成功與失敗個案

概要：當身體和人格仍然處於幼年階段，未能抵禦信任被破壞和傷害時，長期及嚴重的創傷足以摧毀心靈。如果人的基本信任在早期就被反覆地破壞，可能再也會放下自己的戒心。對於這類受創的人，治療可能非常困難。治療解離性身份障礙的路途，並非總是一帆風順的，也不一定會有穩定的進展。

這一章提供更多有關治療解離性身份障礙患者的例子，而當中他們即使有進步也是有限的。此外，有些個案說明了由於內在及／或外在因素之影響，患者復原的過程受阻，結果他們的治療未能取得任何進展。

有些解離性身份障礙患者根本能參與治療，或者在治療後，表現得沒有得到任何改善的情況。有些患者只來診所一次，而有些經過多次治療後，因著不同的理由而退出。儘管我堅持著，有時治療的成果似乎未在能患者上扎根。我們必須知道自己的治療極限，和闡明所採取方法的限制，以用各方式去克服這些限制。

身處於加拿大，我們都很幸運。只要有需要的話，全民醫療計劃是允許精神科醫生用更多的時間去看病人。然而，在世界其他地區，病人因缺乏金錢而中止進行

治療的情況，時有發生。加拿大的醫療覆蓋範圍對患者很重要，但同樣重要的是，患者須要訓練有素的治療師，爲患者提供治療服務。

黛比：減低治療的目標

每兩至三星期，我便會有一節治療黛比的時間，至今已維持五年了。她快滿六十歲時，生活有所約束。她有一段持續兩個月記憶喪失的歷史。通過自我的探索工作，她發現在此兩個月記憶喪失的時間裡，她一直在賣淫。

黛比被父親虐待，但對虐待的記憶是朦朧的，幾乎是夢幻般的。這包括她的父親殺了一個陌生人的事件。我沒有去求證這些是否屬實。然而，當考慮到其記憶零碎散亂的特點時，它可能是一段象徵性或非陳述性的創傷記憶。誠然，如果她被警察審問時，這些見証顯然並不足以站得住腳。

當黛比談及有關虐待的話題時，她好像沒有受到任何影響。她對自己所經歷的一切，都變得模糊了，好像事不關己。在解離性身份障礙患者身上，這並不罕見，尤其當一個交替人格部分評論著另一個人格的經歷時，這情況更常發生。

在會面中，除了幫助她處理日常生活問題外，我們從來沒有治療她其他的病症，包括廣場恐懼症。她的父親現正在養老院生活，對於這個以前虐待她的人，她還是盡本份地定期探望他。即使他患上阿茲海默氏症，失去了活動的能力，但她探望父親時，她都會表現出極大的恐懼。

由於交替人格部分沒有擾亂她當時日常生活的運作，所以我也沒有治療她的交替人格部分。

在這五年治療黛比的時間裡，她沒有發生更多遺失時間或記憶喪失，並變得平靜下來。當她的生活變得相對穩定時，黛比似乎對她因治療而得到的少許改變，感到滿意。

她對日常生活的挑戰，或能應付自如，但她可能難以正視其他過去所發生的事。這可以是因為黛比的系統未準備好處理更多的創傷，或者它認為沒有需要這樣做。在任何一個情況下，治療聯盟應保持完好無缺，以便有需要時能夠使用。

治療的關鍵

跟黛比和其他跟她類似的患者，治療解離性身份障礙的目標可能需要按比例縮小至適中的、實際可行的期

望。有些患者對生活缺乏有礙健康的症狀，感到滿意。大約在五十歲時，很多人的生活可能缺乏壓力。而黛比沒有任何抱負，只希望保持現狀。在患者有充分準備亢理解離性身份障礙的根源之前，治療師必須耐心等待，不可以催促患者。此外，治療師需要接受這可能永遠不會發生，並樂於在患者需要時提供適當的支援。

亞莉塔：有限的成功

亞莉塔年近六十歲時，是一位才華洋溢的藝術家。我已經治療她六年了，大約每兩至三星期，便會約見她。她忘了自己十二歲之前所發生的事，卻記得青少年時期她曾被父親虐待。在二十年的治療時間裡，十個不同的治療師曾為她治療，但最後，她嚴格地控制飲食，進行殘酷的身體鍛煉，制訂刻板的生活。她採用這種方案，以作為一種保護自己安全的方式。透過讓自己維持著極瘦的身形，她覺得自己的身體已經不再有吸引力了。她繼續傷殘自己的手臂，以及用香煙燃燒自己。

亞莉塔的症狀包括驚恐發作、自殘、廣場恐懼症和神經性厭食症。不久之前，她停止了酗酒。經過解離性身份障礙的自我診斷，她清楚知道自己十七個的交替

人格部份。而且它們都有特定的功能，及互相知道彼此。

作為一個藝術家，亞莉塔繪畫出自己被虐待的經歷，這能完全控制那些圖畫的形成過程，是一個有力的方法來處理創傷。

她來看我的時候，通常會帶上一堆圖畫。這些圖畫顯示了令人驚訝的真實性。例如，有一幅圖像是，一個悲傷的孩子被困於一個狹窄的空間裡，裡面同時也畫了一個巨人與一條大陰莖。圖像有正確的角度，它好像是一張用廣角鏡頭拍攝的照片。這似乎與一個四歲女孩的角度相同。亞莉塔與很多患者一樣，她在進行藝術治療時，首次被診斷上解離性身份障礙。

她向我展示了一些六十年代時家人於歐洲生活的照片。其中一張是一位高級的軍人，衣著很是得體。那是她的父親。他穿上制服，顯得精神十足，正參一些皇室的活動。在我的工作中，這並不罕見，我經常看到在正常和讓人尊敬的外表下，人們如何掩蓋著嚴重的心理疾病。

當她談及自己被虐待時，她好像在說一個與自己無關痛癢的故事。她說話的內容支離破碎，就如黛比一樣，而非像多麗絲談到創傷時，雖然沒有回閃，卻具有情感的連接。患者敘述虐待經歷時，說話欠缺組織的能

力，是一種解離的跡象，與被診斷出解離性身份障礙是一致。

亞莉塔的多重性（multiplicity）乃根深柢固的。內在的「獨裁者」管理混亂的秩序。我曾試圖軟化他的專制，但他卻絕不讓步。我不可能直接與她各個的交替人格部份進行溝通。那裡蘊藏強大的內在力量，以維持著多重性。話雖如此，我仍繼續與她進行治療，並記住她各個的交替人格部份，一直都在聆聽我們的對話。

亞莉塔在許多方面都有所改善。經過治療後，她停止切割和燃燒自己的身體。我知道她已經變得不那麼內向，而且根據她朋友的說法，她看起來更好了。她能夠乘坐巴士抵達我的治療室，而非每次依賴丈夫開車接載她。此外，她亦有足夠勇氣與丈夫去探望自己的家鄉。她成功地讓醫生為她進行體檢。她甚至自己決定戒菸，並且取得成功。

由於她只攝取少量熱量，卻進行高強度運動計劃，所以未來的最大威脅是她自己的身體。隨年齡增長，若她的關節炎惡化，她便不能再每天在山上跑步，以對自己進行懲罰。那維持體重不足的慾望，可能進一步推動她減少卡路里的攝取量，帶來危害健康的後果。

我視亞莉塔的個案為有限度的成功。作為一位治療師，我被她內在的「獨裁者」阻礙。這個人格部分似乎設

置了一些限制，阻止其他交替人格部份與我接觸。在我退休後，亞莉塔停止進行治療，而她近況似乎不太穩定。顯然，當她面對新的壓力時，她很可能會輕易倒下。

治療的關鍵

治療多重人格障礙時，其中一個交替人格部份會控制著其他的交替人格部份，且允許它們與別人接觸，治療師必須保持耐性，並盡一切可能維持著脆弱的治療聯盟關係。理想的情況是，通過保持開放的態度，交替人格部分會認為可以與能夠明白解離性身份障礙的治療師合作，亦會樂於接受治療。如果我沒有退休，「獨裁者」將來或會允許接受治療。誠然，這一切仍是未知之數。

治療師與獨裁的交替人格合作，總是很困難。正如許多的案例一樣，通常經過長時間的努力，治療才能取得進展，而當中或與治療所期望的存在落差。因此，開放性的治療時間是很重要。

瑪莉：混亂的行為為治療帶來影響

瑪莉是一名十九歲的少女，她那混亂的生活為自己的治療帶來了障礙。她的父母曾帶她去醫院急症室。當

值的精神病醫生懷疑她患上解離性身份障礙。然而，他沒有作出解離性身份障礙的診斷。相反，那位醫生聚焦於她的多種行為問題，包括酗酒、藥物濫用和混亂的感情關係，便作出了邊緣人格障礙的診斷。

她一直在預約看我的等候名單上，但由於她去了急症室的關係，她不用再排隊了。我允許她離開急症病房，她過了幾天後便來看我。曾為她治療的心理學家對我說：「我一直懷疑她的診斷是解離性身份障礙。我與她對話時，她帶侵略性，並說出有辱罵成份的字句，但在下次見面時，她變得有禮，並且沒有了上次對話的記憶。在某次對話中，她變成一個孩子，坐在地板上。在另一次對話中，她就如孩子般，唱著兒歌。」

我第一次看到瑪莉時，她是一個冷酷和聰明的女孩。一位心理學家已花了八個月的時間治療她，而他們曾談及解離性身份障礙。為了方便溝通，她使用簡單的名字，為她內在八個解離的部分自己進行區分。

她不想向我展示她的交替人格部分，而她們也沒有準備好現身。其中一個是憤怒的交替人格部分；另一個則是讀書之材，對 Edgar Allan Poe 的作品感興趣；一個是組織者，負責處理日常事務；一個被性愛控制；

一個愛咒罵、爭吵、為錢進行賣淫；還有一個非常憤世嫉俗，並想破壞任何好事的到來。

在這三年，我偶爾看她，但我們從未建立持續的治療聯盟。由於我們無法克服或拉攏破壞型的交替人格部分，所以我相信是次治療是不成功的。

很多事件影響了瑪莉的生活。她總是轉換工作。她試過上學，但只讀了幾個月。她被母親從房子裡踢了出來，便與一名以性工作為生的朋友同住，而那朋友的男朋友想與她進行變態的性交。她用了很多的原因，以解釋為何有段長時間沒來看我。

當她能合理地獲得社會援助時，有些事或有些人總令她的世界產生動盪。她回到虐待她的男朋友身邊，或她的交替人格部分捲入其他的關係裡，讓自己遭受虐待。她甚至被控告醉酒毆打。

她通常需要兩份工作來維持生活，但卻沒有一份工作能維持長時間。根據她的工作記錄和其只有高中生的教育程度，她只得有限的工作機會。而她的危機一個接著一個，包括因交通事故在急症室等待了六個小時、保險索賠、法庭的案件，然後又在商店裡偷竊被捕。她的生活是團糟。

雖然她表示感謝我的幫忙，但她對於乘搭兩程巴士和一程火車的路途，才能來看我，感到不滿。我無法找

到另一位治療師，可以離她的家較近。儘管困難重重，但她從不失約。她最長的穩定期是十個星期。在那個時候，她獨自生活，而其工作為電話推銷員。

經過這三年的間歇性治療，她放棄了。在最後一次的治療上，她立下了三個目標：

1. 停止賣淫

2. 停止酗酒和濫藥

3. 減去十磅

瑪莉的個案帶出了一件事，儘管遇上障礙，患者必定感受到治療的重要性，所以他們仍然會去進行治療。

治療的關鍵

考慮到上述第三個目標：在任何傳統的觀點裡，減去十磅的類別，停止賣淫或酗酒或濫藥的類別，是不盡相同，可是對交替人格部分來說，那些目標是同樣重要。

如果某些交替人格部分正出現衝突和紛爭，必須立刻著手處理。當與其中一個交替人格部分交談時，而它的焦點是減去十磅，如果跟這交替人格部分說，焦點是減少賣淫或成癮等其他問題，將無濟於事。他可能不會覺得這些問題是與自己有關的。

儘管有明顯的動機去接受治療，瑪莉從來沒有取得任何進展。這說明了治療解離性身份障礙的進展，可能被交替人格部分中的破壞者損害。因此，如果我們積極處理交替人格部分中的破壞者，可能會產生不同的結果。

莎倫：讓步的交替人格部分

一些交替人格部分可能非常抗拒治療，並不容許系統接受任何的治療。有些交替人格部分喜歡他們的自由和自主性，覺得沒有理由要作出改變。他們將問題行動化，享受玩樂，主人格或其他的交替人格只有在他們消失後清理他們所造成的混亂。在其他情況下，若偏執和多疑的交替人格部分治療持不信任的態度，便會影響心理治療。如果他們死守著自己的方式不變，他們可能會抵制任何治療聯盟的形成。

莎倫是一名極其破碎的解離性身份障礙患者。她有許多遺失時間的情況，嚴重解離。當每次治療看似得到進展時，她又變回原本的模樣。一名已退休的社工讓莎倫進入自己的家，為她提供食物和住宿。這是獲得穩定性並開始治療的難得機會——但她放棄了。她的其中一個交替人格部分喜愛玩樂，常跑到附近的一個

城鎮上，隨便那裡的一群浪人混在一起，以致她有段長時間失去蹤影了。

這個交替人格表現就如一個不良少年，她喜歡撞球和坐摩托車，成為內在家庭中最不受歡迎的一人。我未能令她合作去接受治療，為整個系統帶來更多的共同利益。

她曾去不同的地方探險，包括溫哥華島、基洛納、陽光海岸。無論要去哪裡，她的摩托車朋友都會載她。她常常錯過了到診的約會。可是，她回來後總是在哭泣，要求我繼續為她進行心理治療。

在這六年治療的預約中，她只是偶爾地露面。最後，我終於拒絕繼續為她治療。我認為她的治療不會得到好進展，所以我已經對她不抱任何希望了。那時候，那位退休社工也請莎倫搬走。這個頑固的交替人格部分破壞了她康復的機會。

在某一個冬天，我的秘書看見莎倫全身顫抖地在街上行乞。那已是當我把她的名字從預約簿上刪去後的第十八個月。

治療的關鍵

莎倫多次失約錯過治療預約，即使我們繼續進行治療，我不相信治療能改變她的命運。在沒有有效的治療聯盟下，具破壞性的交替人格部分不會參與治療，甚至不斷地破壞痊癒的機會。治療師必須準備承受這樣巨大的痛苦和失望。

查爾斯：無法面對多重性

面對解離性身份障礙這個診斷所意義的「多重性」（multiplicity），患者需要極大的勇氣。遺失時間，意味著主人可能失去自我控制。另外，很多解離性身份障礙患者的交替人格不接受跟其他人格部分共享身體的想法。他們大多數都想自己是特別的一個，就像孩子有新的兄弟姐妹後，感到被邊緣化。他們沒有考慮集體的好處，希望各自分開並保持自主性，以得到自由。

在我這四十年處理精神醫學工作中，解離性身份障礙男患者只有少於十餘名，查爾斯便是其中之一。據說解離性身份障礙的男患者是罕見的。男女比例是約一比六。由於查爾斯感到不快樂，加上他從心理學家得到自己患上解離性身份障礙的診斷，便前來看我。

查爾斯是一中年的單身男士，有一份很好的工作，已經看了一位治療師一年多。他只記得少許八歲之前所

發生的事，但除此之外，他的背景或現時的經歷，並沒有甚麼不尋常，父母和兄弟姐妹都有良好的事業。他記得自己和兄弟姐妹主要是由一個保姆所照顧。

在沒有給予任何的提示下，我們的第一次見面時，他已經能描述解離性身份障礙的症狀。根據他自己的評估，每天至少有百分之三十的時間，他感到頭痛，在大部分的時間下，他感到精神恍惚。另外，他經常會在家裡遺失時間，多達三小時。他沒法想起那段時間自己做過甚麼事。有時，他在事後才得知他從家中出去了。

在一個重要的遺失時間情節裡，他失去了超過二十四小時的時間，不得不向警察詢問他的車子在哪裡。當他找到自己的車，他發現油箱裡的一半電油消失了。另外，他是非吸煙者，卻在車上發現半包香煙。他發現錢包裡的錢總是不翼而飛，衣櫃裡的衣服也他的口味不相符。有好幾次，他不認得的陌生人向他走近，以一些他不熟悉的名稱來問候他。他會聽到內在的聲音，跟他講話，並談論他。而他的日記裡，數頁遭到扯掉，或者用線劃掉了。在幾次記憶喪失的事件裡，他表現得非常憤怒。後來，朋友告訴他才知道自己發生過這樣的事。

他只看了我四次。對於他從心理學家得知自己患上解離性身份障礙，我沒有立即確認他是否接受這診斷。在我們的會面中，我認為他已經確認這診斷了，但很多人不能接受自己的另一部分會在意識外控制自己行動的。

治療的關鍵

有時候，患者難以接受診斷後的結果。若知道患者難以克服這困難，治療師應注意患者的這個困難，且給予主人格和交替人格部分更多的時間來處理此一資訊。最重要的是，如果患者決定停止接受治療，治療師應清楚說明主人格或任何交替人格部分日後是可以改變這決定，回來重新接受治療。

第十一章 羅拉我最後的一個病人

概要：這是我最後接手的一位解離性身份障礙患者。我總結了當中的細節，以提供用於治療解離性身份障礙的基本範本。而此個案亦說明精神科醫生不願意治療解離性身份障礙的問題。

維多利亞市，是卑詩省的省會。在我退休前的四個月，我收到了從當地一位精神科醫生的個案轉介。由那裡到我在溫市的治療室，一般需要乘坐九十分鐘的渡輪和兩程巴士，得花上數小時。那位精神科醫生在維多利亞市已有四十多年處理精神病個案的經驗。可是，他似乎很難在當地找到一位適合的治療師，以治療這位解離性身份障礙患者。他特別要求我接納這病者。

羅拉是一名三十八歲的女士，於一個島嶼上生活，家境窮困。因此，她希望得到的治療機會其實非常有限，而她也迫切希望能盡快找到一位治療師，以治療解離性身份障礙。兩位本地的精神科醫生已經證實了這診斷。顯然，我是她唯一能找到的精神科醫生，能為她提供治療服務。

由於我離退休只有四個月的時間，加上她住得很遠，所以對於應否接納她的申請，我感到有點為難。即使她知道我即將退休，但仍然希望我可以治療她。這指明在這個省的兩個最大城市裡，訓練有素並願意治療解離性身份障礙的治療師，是相當缺乏的。

羅拉被診斷患上解離性身份障礙後，便接受了心理學家的治療服務兩年。由於醫療保險並不包括心理學家服務的費用，所以當她花光了金錢後，治療服務便中止了。隨後，一名社工為她提供了三年半的服務，但是當這位社工搬離此城市後，此社工服務亦終止了。

曾有兩位精神科醫生證實羅拉患上解離性身份障礙，卻願為她治療。一位說自己「缺乏治療解離性身份障礙的專業知識」，而另一位則認為，跟交替人格對話是有害的，以致會「鼓勵解離的病態」。然而，羅拉之前所接受的治療，皆顯示她與交替人格部分對話是很重要的，能令其情況有所好轉。

羅拉的父親是一名大學教授，曾對她兒時進行性虐待。在她十五歲月經開始後，虐待才突然停止。面對同情羅拉和否認此事的兩難局面下，她的母親搖擺不定，有時會相信羅拉被虐待的經歷，但在其他的時候，母親卻對她完全置之不理。

由於羅拉患有創傷後壓力症，加上其內在人格部分很混亂，她出現了典型的症狀，包括解離和破碎的人格（fragmentation）。各交替人格部分在內部出現紛爭和衝突，以致她的日常生活受阻。其中一位交替人格忽略他們共享一個身體的事實，企圖傷害或殺死另一個交替人格。

羅拉曾有十多年做長途貨車司機。此工作須要很大的勞動力，從事的大多是男人。可是，她很享受她這種身體的力量，並樂於與魁梧的男人一起工作，感覺到非常安全。她同時是一能幹的機械師,對修理貨車的發動機很有把握。

早在幾年前──那時她還未接受我的治療──她開始出現創傷後壓力症的症狀，並受到被虐待的記憶所困擾。那種的安全感便已徹底消失了。當時一定是有一些事情，令她的情緒受到困擾，並打開了她創傷記憶之閘門。因此，她失去了健康、事業和財政的安穩。

羅拉開始出現回閃的症狀。她到達我的治療室時，處於很痛苦和悲傷的狀態，全身蜷縮發抖，聲音變得很小，無法以明確和敘事的形式，去處理過去自己被虐待的記憶。她的身體把這些非陳述性記憶表現出來，她就像一個感到非常害怕的嬰孩，令人難以想像她曾經做過一份高薪且講求體力的工作。我們需要教導倖

存者觀察創傷的事件，把這些記憶放回在過去合適的時間和位置，以協助她從創傷中恢復過來。這些創傷在「當時當地」

發生了，而倖存者在「此時此地」身處於安全的庇護的場所。

我們須要教導倖存者體會安全的感覺，以克服過去侵擾的力量，此乃治療工作之基礎。

由於倖存者往往失去察覺到安全感的能力，在進行最初的治療時，他們不能消化受創傷的記憶，因此他們需要學習如何感到安全。

此外，羅拉認為自己曾遭受儀式虐待(ritual abuse)。她提到一段非常模糊的記憶，是涉及她父親引導著某種儀式。她甚至隱約記得，在某場聚會中，有一個人可能被殺死了。我認為不需要去質疑或漠視她所說的話。由於治療的目的是協助患者走出以前的陰霾，能好好過現在的日子，所以我沒有深究她的故事是否全部屬實。這可以視為非陳述性的記憶與她的無力感和恐懼感之象徵所結合起來。

我沒有問及更多關於她遭受儀式虐待的細節。受到創傷的患者可能曾被人提出過類似的請求，以帶有偏見地盤問他們，甚至把窺探他們的創傷當作一種好奇興趣。

當患者對我講述過去被虐待的經驗時，無論當中是否涉及宗教的儀式，我都認為沒有必要去尋找那些細節。我們必須準備好跟交替人格部分接觸，這或會為患者帶來創傷記憶，而最好是讓患者或交替人格部分去帶領這接觸的過程。羅拉需要得到認可和明白。她需要表達她自己經歷了那些超乎尋常的痛苦和恐懼經歷，也需要知道有人（治療師）會傾聽她的。

我們不需要知道羅拉的全部歷史或當前所有的心理上的困擾。她遭受亂倫後，受到嚴重的創傷，這一點是無庸置疑的。同時，很清楚的是，經過多年來以解離作為保護自己的手段，她的記憶已經突破自我防衛。她充滿了回閃和內在衝突，生活已不再一樣。

她有過幾年的治療，卻未能完成。根據她懷著開始這康復計劃的想法，我為她設計了一個自我治療的方案。在我退休後，我希望她能夠找到一位治療師，至少可以每月定期來看她，並以輔助的形式，監督她的自我導向治療。

參考我治療其他解離性身份障礙患者的關鍵，我給予羅拉一些指示。她只得16個小時跟我一起進行治療。她以筆和紙記下重點。治療主要圍繞著以下兩個原則：

    1）治療內在家庭的混亂----(例如不合作)。

    2）處理交替人格的創傷後壓力症----(例如回閃)。

我堅信所有的治療都包含自我治療的原則，而解離性身份障礙患者需要建立信心，去進行自我導向的治療。治療過程中，各個交替人格部分必須要以團隊形式，一起合作。治療師必須鼓勵患者的系統去進行這件事，同時希望系統能指派一個交替人格部分擔任內部治療師，可以遵循指引，以幫助保持治療的焦點。

當進行治療時，有些患者會帶上某些的基礎，就如維多利亞那樣。治療師必須在那基礎上進行治療。對於那些只有少許或沒有任何基礎的患者，治療的任務難免更困難。

治療內在家庭的衝突

為了治療內在衝突，患者必須教會交替人格部分，他們是共享同一個身體的，且鼓勵他們學會共同合作。為了能過著合宜的生活，他們必須懂得忍讓對方。某程度上這是教導他們以一個凝聚的團隊行動，以發揮最好的功能。沒有人可以得到自己全部想要的事物，但他們皆會得到承認和理解，以及，若這個系統能提供，他們也能盡可能得到自己想要的東西。

通過握住和輕捏羅拉的右手小指，我問 Jane 和 June

(兩位替交人格)是否能感覺到同樣的擠壓，這是教導她們指明了他們是共享同一個身體。這種觸摸測試看似很幼稚，但由於許多交替人格部分都是小孩，在解離性身份障礙的治療上，這孩子般的方法蘊藏著巨大的力量。

每個交替人格部分得知他們皆能經歷同樣的擠壓，有助患者跨越喪失記憶的障礙，便可以把原本分離的主人與交替人格部分，再次凝聚起來。必須注意，某些交替人格或許未能與其他交替人格有同樣的身體感覺。在此一方面的治療上，需要更多的教導，而治療師也需要較為引導式。

治療師需要謹記記憶障礙是因某個理由而製造出來，所以要找出當中的原因，以處理這個問題。通過接觸主人和每個存在的交替人格部分，治療師從中找出處理的方法。在治療師可以有效與交替人格部分合作之前，他們需要建立一個治療聯盟。有些交替人格部分對此樂於接受，但有些可能極其抗拒，甚或會從中破壞這個聯盟。如果我是一個足球隊的教練，隊中有搗亂分子，我會邀請他與我談話。在治療解離性身份障礙的過程中，一些難以處理的交替人格部分可能需要類似的個別關注。這種關心是必須的，以鼓勵整個團隊的協調，讓不合作者成為團隊的一部分，並為共同訂

立的目標而努力。幸運的是，有較多不良行為的交替人格部分，通常是可以改變的，也通常準備好接受改變。這種交替人格部分通常只需要得到認可，以加入團隊。

治療師與交替人格部分合作，可以採取社區團體會議的形式。試想像在一個小組裡，有些易怒、蓄意妨礙和自戀的成員會拒絕參與，試圖破壞這個社區，但也不能把他們驅逐出去。治療可能是第一次讓交替人格知道要考慮系統裡的其他交替人格。因此，治療師與那小組的溝通是非常重要的，這意味著交替人格部分仍然會被尊重，而他們的權利亦會受到重視。

某些憤怒的交替人格部分可能會表示，如果大家死了，包括他們自己，都會不在乎。一個嚴重和極其危險的錯誤是，選擇拒絕認可這些交替人格部分。往往，是這些交替人格部分，在虐待經歷後，讓系統（整個生命）得以倖存下來。最安全和直接的途徑是與他們洽談，把他們的憤怒轉化為保護社區的用途，以作為整個團隊心態的一部分。

當進行治療時，如果提及「整合」這個詞語，有些交替人格部分會認為這是試圖消滅他們，而感到非常害怕。我經常強調，內在家庭的成員可如他們所願，保持自己的個性。通常，隨著主人格得到進步，有些交

替人格部分會讓自己變得模糊，以免阻礙全體的發展，而有些則讓自己消失。

整合代表著軟化和減少交替人格部分之間的差異，是一個漸進的過程，並不像電影所描繪的戲劇性情節。當患者應對壓力和危機時，他們能夠控制交替人格部分的出現，這代表完成整合。其實通常會發生的情況是，患者變得能夠利用交替人格部分的不同長處，而不需要通過記憶障礙來進行分離。換句話說，他們的保護功能可以作為並存意識（co-consciousness）來使用，而不是通過無法控制的回閃。完全的整合不是痊癒的必要標記，因為有合作的並存意識可能具有同等的效益。

由於我們只得非常有限的時間，我集中訓練羅拉交替人格部分集中在一起，展開社區會議，並培養一種團結的感覺。我試圖盡快瓦解頑固的個人主義，和促進團體精神，讓他們互相支持。

羅拉全神貫注並抄下筆記。在有限的時間內，她盡可能準備周全，我希望她學會如何鞏固和支持自己的復原過程。

治療複雜型創傷後壓力症中未經處理的創傷

一般的創傷後壓力症患者通常經歷過單一創傷事件，多數沒有自尊低、內疚感覺和人際關係障礙的問題——

一這些往往是信任的背叛和個人界線被破壞之後果，譬如在亂倫的個案裡。為了這個原因，Judith Herman[35] 提出了一個新名詞：「複雜型創傷後壓力症」（Complex PTSD），以反映那些遭受到慢性或長期情感創傷、幾乎失去一切控制權並且幾乎沒有逃脫希望的倖存者之狀況。這些複雜創傷的例子包括那些重複的童年情感虐待、身體虐待和性侵犯，就正如羅拉之經歷。亂倫，通常會持續多年，是一個特別有害的長期經歷，足以造成嚴重創傷。

一個童年亂倫的受害者，除了焦慮、抑鬱、身體化症狀、解離、飲食失調、性障礙、物質濫用和自殺企圖等問題，通常也會集社會交際困難與生理問題於一身。[36] 孩子依賴著看護者的照顧，但卻遭到他們的虐待，使這些孩子陷入進退兩難的境地。他們有幾個倖存的選擇，其中之一是在腦海中創造逃生的路線。有些人會解離到一個程度，發展出完整的解離性身份障礙。在我所治療過的解離性身份障礙患者裡，他們大多遭受一段長時間的創傷。[37] 在沒有治療師的情況下，解離性身份障礙患者可以利用日記寫作，以作自我治療之用。

---

[35] Herman J. (1992) Complex PTSD: A Syndrome in Survivors of Prolonged and Repeated Trauma. *Journal of Traumatic Stress* Vol.5 No.3.

[36] John Briere (1992), p.196. *Child Abuse Trauma: Theory and Treatment of the Lasting Effects.* SAGE publications Newbury Park London New Delhi.

寫日記可以有效地應用上具治療作用的解離，即把觀察自我（observing ego）和經驗自我(experiencing ego)分開。我們可以在日記的頁面上，用一條垂直線把中間劃分兩邊，一邊可以提問問題並視之為一位聆聽著的治療師，而在另一邊，倖存者可以通過書寫或繪圖來說明那些事情。將這些放在紙上，意味泛濫的情緒可以受到控制。治療師那部分可以隨時把日記關閉，以表示對話的中斷，或暫時把記憶擱置。

患者必須學會知道他們何時準備好冒險，並可以進行更深入的探索。由於處理創傷並不等於再重新經歷那些創傷一次，所以為了可以讓患者掌握那處理方法，他們需要被教導和實際體驗處理創傷的情況，而非僅僅談論那處理方法。這是關於：如何溫柔地安撫那些傷口，知道自己現正身處安全地方的實際情況，知道在這裡是安全的，不會再受到任何威脅，並體驗和識別自己過度的生理反應與現實環境並不符合。這是關於時間理解的教育—何時開始和何時停止。

我建議羅拉採取儀式化的程序步驟，當中包括停止自我治療時，她需要採取甚麼的身體姿勢和活動技巧。當進行自我治療時出現回閃症狀的話，這種儀式化的的程序可以脫離過去的創傷—從而把身心從混亂的情

37Jennifer Freyd (1998) *Betrayal Trauma: The Logic of Forgetting Childhood Abuse*. Harvard University Press.

感中即時釋放出來。這程序包括開啟和關上日記，把它存放在抽屜裡，並立即進行運動，如做瑜伽或一連串的俯臥撐。最終，患者學會感到安全，這是處理過去創傷的基礎。在羅拉終止與我的治療前，她只得有限的數個小

時，所以我用剩下的時間來教她自我定位的練習（grounding exercises）。這項工作的目的是幫助她能夠再次掌控她自己的身體。

良好的治療性試驗，是簡單地要求患者靜靜坐著，閉上眼睛，把注意力放在自己的呼吸上。在接下來的數分鐘內，患者可以客觀的觀察到很多關於自己精神狀況的信息。

羅拉而言，在她的自我治療中，這樣的治療性試驗是很重要的。注意呼吸可加強自我觀察和調節情緒的技能。如此，我希望羅拉來能夠使用這種方法，以停止那些令人困擾的回閃症狀。

如果有良好的治療聯盟，患者感受得到治療師的支持，便可以把她的注意力引導至她自己的中心。在沒有治療師的情況下，我鼓勵羅拉指派其中一個交替人格部分為內在幫助者，並讓這內在幫助者協助其他交替人格。如果一切順利的話，一個自我強化平靜的回饋圈

會開運作。對於有嚴重情緒回閃的患者來說，讓他們學會注意自己的呼吸，是一個非常重要的體驗。

我為羅拉進行了八節治療，共十六小時，我用了頗多時間教羅拉慢慢地呼吸，留意她的身體，放鬆她的身體，並體驗身心放鬆的意思是甚麼。

在大部分的治療時間裡，我們都是強調現在的狀態，而非尋思過去的事件。

只重新追踪過去所發生的創傷和不公義之處，而不妥善處理和整合這些經驗，只會讓他們的心理受到更大、更深的傷害。這並不能達致解脫，也不會對受創傷的病人有甚麼治療價值。這一點，我一再強調，從而使在羅拉在直接處理自己的創傷之前，能內化自己，必須先學會透過呼吸而感到舒適和安全。

我教了羅拉幾個策略，以幫助她的自我導向治療：

1. 指派她其中一個交替人格部分為「內在治療師」類似我為維多莉亞(第七章)進行治療的工作。

2. 利用寫日記作為治療的形式。

3. 要注意她自己的身體，鍛鍊肌肉和心血管組織，並進行伸展運動。

4. 要注意靈性健康。治療解離性身份障礙是一項非常孤獨的任務。若病人沒有感到神或其他力量給

予自己的額外支持,他們會很容易感到失望和灰心。我所有比其他病人做得更好的病人,都培養著靈性健康的精神生活。患者開始進行創傷治療前,他們要一直做呼吸的練習,直到他們能讓自己舒緩下來。

我對羅拉的最後指引,總結如下:

「治療並不意味著挖掘你的過去。在童年的大部份時候,你遭受到嚴重創傷。那些往事奪去你個人的力量,甚至你只要一想到它,已經使你驚恐不安,感到無助,並讓你有種失控的感覺。你需要專注的是當下(此時此地)那有形的、能觸及的安全感。你可以使用任何自然的方式,讓自己產生舒適的感覺,而非依賴酒精或藥物。當你懷有這種安全和保障的感覺,你過去所遭受創傷的事件將不會再纏繞或控制著你的身體。你現時能夠在這裡生存著,是上天給予你的最大禮物。我希望我與梅莉莎

(Melissa),羅拉的其中一個交替人格部分)在一起的時間,可以向內在的每一位示範,你們自己能夠在治療中做得很多的。」

羅拉的條件使她幾乎陷入絕望的情況：她需要花上一天的旅程，才能看我兩個小時。在大不列顛哥倫比亞省的三個主要城市裡，我是她唯一能找到願意為她治療解離性身份障礙的精神科醫生，但不幸的是，我已在短期內退休了。

我向那位轉介她給我的精神病醫生，寫了一份簡短的報告，以解釋我為她進行了甚麼治療。我表達了自己的意見，即使她未能在家鄉找到一名願意為她治療解離性身份障礙的精神科醫生，但是，她能夠找到一位治療師，每月至少看她一次，支持她的自我導向治療工作，這一點也相當重要。

我不清楚她在最後一節治療後的情況。我衷心希望她能找到一位治療師，可以為她進行治療，並繼續強化我教導她的事。

治療的關鍵

治療解離性身份障礙的患者意味著每當交替人格部分出現，無論他的個性是害羞、大膽、靈巧或積極，我們都需要給予他們同情心和尊重。治療交替人格的成功，並不等於要消滅他們或他們的功能。鼓勵患者的交替人格部分擔任內在治療師，是非常重要的。一個

有能力的內在治療師可以在得到引導、指導和訓練的情況下，將解離轉化成自我治療的資產。

在治療取得成功後，交替人格部分有時候會出現再癱瘓整個系統。如果他們適當的出現，可以幫助整個系統。例如自信的交替人格部分出現時，他可以幫助患者更堅定自信。從而，他們便可以維持合作，並協調系統的日常功能。

後記

解離性身份障礙是一個複雜的精神科疾病。的確,有些患者可能是很難治癒的。很多精神科醫生長久以來選擇了漠視此一病症,這也忽視了很多正在受苦的生命。然而,復原是有可能的。儘管有些患者對治療的反應並不很理想,有些卻可以從痛苦之中獲得一些解脫。對於一些患者,治療可以讓他們的生活功能重回正軌,恢復到以往的高功能。有些患者,經過治療甚至有更美滿的成長和發展。

有些精神科醫生持著「忘記那些過去,只需要治療目前出現的抑鬱」之觀點,這其實是非常危險的過度簡化。這導致了很多精神科醫生只看到抑鬱,並只治療目標放在抑鬱症狀上——通常也只是透過藥物治療。一次又一次,總有些病人,因為他們的治療師或醫生有著這樣的盲點和機械化的觀念,而得不到改善。

事實上,我們能夠做得更好的。我們並不能每次都知道哪些顆種子會發芽、哪些不會,但無數的童年創傷倖存者,應該得到一個復原的機會。

附錄一　離解解離可以是一種正面資產

解離並非一定是負面(病態)的。舉個例，一個因離婚一事而備受困擾的外科醫生，在手術室裡必須保持專注。將與離婚相關的念頭從眼前手術工作中分開，這就需要有效的解離。這種解離能力可以視為她有利的資產。

沒有刻意的費勁，很多患有解離性身份障礙的人運用解離的能力去提昇他們的工作。患有解離性身份障礙的教師，能夠對學生的困擾異常反應敏銳和敏感，因為他們的年輕交替人格能輕鬆理解、適應到學生的需要。同樣地，一個有交替人格的治療師，在治療工作上也能很容易明白到他們的病人。一些有解離性身份障礙的人，能充分地做他們特定的工作，儘管他們內在有一眾交替人格。

我有一個病人是負責管理夏日營的。她有一些非常能幹和敏銳的交替人格，她們彷如有效地扮演著兒童心理學家的角色。她對病態行為的敏銳觀察以及對問題孩子的處理能力，時常令獲轉介做諮詢的專業人員感到驚嘆。他們非常驚訝，在其他人發現任何端倪之前，她就能發現到來營者的一些病態表現，甚至比他們的父母更快。

很多解離性身份障礙患者的交替人格有出眾的能力。

Herschel.Walker，是美國一位偉大的運動員，就是一位著名的解離性身份障礙個案。他成為一位職業球員、武術家，也是奧運會的雪橇競賽選手。在早年時，解離讓他在童年受虐待、校園欺凌、被排斥中倖存下來。這也幫助他發展出運動方面的才華，使他可以在十四歲就加入校隊、十七歲就擠身於全國高校學界年度運動員 National High School Scholar-Athlete of the Year 之列。[38]。

Robert.Oxnam 清楚表明，解離性身份障礙有助他在中國北京大學任教的經驗：

「我發現到，我們內在多重人格障礙（MPD）結構，對於我作為教師，提供了非凡的優勢。一旦多重人格能夠做到內在互動，他們更容易在多元文化背景下有同理心地工作。當我其中一個在說話時，我的另外兩位在聆聽、觀察，這使我們更容易去掌握情感。當討論國際事務時，我很驚訝，我不僅可以本能地感覺到作為美國人的反應，也感覺到中國人的反應……簡言之，我這位老教授，從聆聽自己學生所學到的，遠多於其學生從他課堂所學到的。而由於這位教授剛好有多重人格，

---

[38] Walker, H. *Breaking Free*, Touchstone and Howard Books. A Division of Simon & Schuster, Inc. New York, NY. 2008.

他發現Bobby（其中一位交替人格)和Wanda（另一交替人格）通常比他對『中國思想』更有洞察力。因此，我的MPD的一面及我亞洲的一面在北京大學湊合成一個輝煌的時刻。」[39]

在解離性身份障礙患者中，解離的一個最顯著益處是可以分配一個交替人格——甚或分裂一個交替人格——去扮演治療師的角色。可參見我的病人維多利亞（第七章）之案例。她的住所距離我診所數百公里，她的治療全因她有一個能幹的內在治療師才可能成功。療癒所需的總時數不多於六十小時，儘管她有著嚴重的病況，包括多年的抑鬱和多次住院治療。這是一個在治療解離性身份障礙中獨有的例子：是「觀察自我」可以成功地對「體驗自我」進行治療。

路得（第五章）用同一個原理機制來加快了她的治療進程。在解離性身份障礙治療中，治療師必須善用他們病人這個獨有的傾向，並——在適當的時候——鼓勵使用這種內在治療師。

一個解離性身份障礙患者可能會療癒到一個程度，交替人格以一種和諧的方式並存，但並沒有完全融合。

---

[39] Oxnam, R. B. *A Fractured Mind: My life with Multiple Personality Disorder*, Hyperion, New York, NY. 2005 p. 251 Oxnam is a China scholar and former president of the Asia Society. He led financial-cultural tours of China for Bill Gates, Warren Buffett and former US president George H.W. Bush.

這種聯盟方式可能是合宜的治療結果。只要患者學懂以和諧的方式生活，交替人格便能夠各展所長，因應需要而現身，而不會有衝突。

附錄二 爭論、虛假的記憶,以及創傷後壓力症

許多關於多重人格障礙的議題都有不少爭議。最重要的是對於早年孩童時期創傷導致解離的這個概念的爭議,解離的破碎心靈可能以不同的身份出現,或是由病人報告出來。然而,所有這些都與核心的爭論有關,就是多重人格障礙(解離性身份障礙)是否一個合法存在的疾病,抑或是治療中暗示或由治療師所灌輸的產物。

這些對於多重人格障礙數十年來的爭議在 1992 年成為一大焦點。當年 Harold Merskey(當時是 University of Western Ontario 精神醫學教授)在 *British Journal of Psychiatry* 發表了一篇題為〈人格的製造:多重人格障礙之生產〉[40] 他指出從 1957 年開始,多重人格障礙被診斷的數字是多到史無前例的,主要是在北美。這是《三面夏娃》在電影院播出的那年。他聲言那些所謂的人格通常都是跟催眠有關的,可以被視為是醫源性狀況——即一個由醫療所產生的假病況。

三年之後,Merskey 在同一本期刊的社論,繼續質疑關於多重人格障礙和早期童年性侵犯之關係,以及質疑

---

[40] Merskey H. The Manufacture of Personalities: The production of Multiple Personality Disorder. *Br J Psychiatry*: 1992; 160:327-340.

關於恢復記憶的想法。因為多重人格障礙患者的治療通常會使早年受到性侵犯的記憶重現，他的社論標題為<多重人格障礙和「虛假記憶症候群」>[41]。他指出一項在加拿大的研究顯示，41%的精神科醫生從沒有見過解離性身份障礙的個案。然而，他沒有注意到這正指明可能有59%的精神科醫生曾遇見解離性身份障礙的患者。他進一步指出，同一個研究發現68%的精神科醫生從來沒有診斷過解離性身份障礙。同樣地，他也沒有注意，這意味可能有32%的精神科醫生曾診斷過此症候。

在另一項針對曾參加美國虛假記憶基金會（False Memory Foundation）之家庭的研究，聲稱是童年虐待倖存者中，18%同時報告曾經歷撒旦儀式虐待（Satanic.Ritual.Abuse）。他們認為，因為宣稱受到撒旦儀式虐待被認為是沒有根據的，因此受害者所宣稱的童年性侵犯也是虛假的。[42]

2004年Merskey在Canadian.Journal.of.Psychiatry以同樣的主題發表了一篇回顧文章。這次他沒有拐彎抹角，

---

[41] Merskey H. Multiple Personality Disorder and False Memory Syndrome. *Br J Psychiatry*: 1996;166: 281-283.

[42] For further discussion of Satanic ritual abuse and so-called false memory, see *Engaging Multiple Personalities Volume 2.*

這篇文章的標題是：〈愚蠢的延續:解離性身份障礙的重新審查〉[43][44]。透過這樣的方式，Merskey持續提出爭議，對於多重人格障礙/解離性身份障礙的診斷題出疑問，解離性人格疾病應否保留在正式的疾病分類之中。

在我自己的解離性身份障礙患者中，我發現有相似比例的人有陳述他們受到撒旦儀式虐待。然而，治療不是依靠證實或否定這樣的陳述而進行的。我認為這樣的陳述可能是以一種隱喻（metaphor）方式來表現出。對於孩子而言，施虐者掌控權力、擁有幾乎是超自然的力量，而施虐者更要求受虐者保密，受害者的恐懼是無法用言語形容的。我們不需要像法官地來判斷撒旦儀式虐待是否真實存在。最重要的是，虐待是確實有發生而且你正看到這些後果。我們需要作為創傷患者的治療師，而不是作為法官或是陪審團來針對創傷的特定細節。

---

[43] Piper, A., Merskey, H. The Persistence of Folly: A Critical Examination of Dissociative Identity Disorder. Part I. The Excesses of an Improbable Concept. *Can J Psychiatry* 2004; 49:592–600.

[44] Piper, A.,Merskey, H. The Persistence of Folly: Critical Examination of Dissociative Identity Disorder Part II. The Defence and Decline of Multiple Personality or Dissociative Identity Disorder. *Can J Psychiatry* 2004; 49:678-683

爭議圍繞解離性身份障礙是否一個合宜的正式診斷。McGill University 精神醫學部的 Joel Paris 聲言，解離性身份障礙是一個醫學上短暫的狂熱現象，絕不應該被納入 DSM-5 之中[45]。Paris 是目前 *Canadian Journal of Psychiatry* 的總編輯。他對醫學界的影響力可謂非常深遠。

然而，在同一本雜誌的 2013 年四月讀者來信，包含了來自波多黎各、紐西蘭、澳大利亞和南非醫生的反駁，他們極力反駁 Paris 所聲稱的「對於解離性身份障礙和解離症據稱逐漸減少狂熱。這些反駁說明，Paris 的觀點跟「目前同儕審查的國際性研究相違背[46]。

另一個由 Bethany.Brand 及其同事所撰的文章，也提出反對 Paris 的論點。這封信陳述「他（Paris）的觀點是不正確，而且是落伍的，這些所謂虛假的記憶、或解離症的醫學模式理論，都被嚴謹的數據所否認了。」[47]

---

[45] Paris J. *Journal of Nervous and Mental Diseases*. 2012; 200 (12): 1007-1135.

[46] Martínez-Taboas, Alfonso PhD; Dorahy, Martin PhD; Sar, Vedat MD; Middleton, Warwick MD; Krüger, Christa MD. Growing Not Dwindling: International Research on the Worldwide Phenomenon of Dissociative Disorders *Journal of Nervous & Mental Disease* 2013; 201 (4): 353–354.

[47] Brand, B., Loewenstein, R. J., Spiegel, D. Disinformation About Dissociation: Dr. Joel Paris's Notions About Dissociative Identity Disorder. *Journal of Nervous & Mental Disease* 2013; 201(4): 354–356.

這樣的爭論，並非只出現在加拿大。重要的大學和醫學院——例如美國的史丹福大學和約翰霍普金斯大學——的專家也牽涉在這場爭論裡。必須注意的是，這場爭論的焦點——即解離性身份障礙——其實是一個已經被國際診斷手冊[48]正式承認和確立的疾病。

我對這些象牙塔裡拒絕承認解離性身份障礙之存在的學者的提問題是：「你們會如何治療像瓊（第一章）和路得（第五章）這樣的患者呢？他們浪費很多年的時間受苦於其身心障礙的情況，直至展開了交替人格的治療才有機會康復。」真正的檢驗是實踐（The proof is in the pudding），而不是在空泛的理論上爭論。

虛假記憶症候群（False Memory Syndrome）

有些延伸的爭論，是關於恢復早期童年創傷記憶的真實性，有些時候是發生在治療期間。被誤導的治療師，陷入去尋找患者的過去史，不分情由地歸咎於兒童時期的施虐者。這些治療師被指責對病人植入和暗示關於受虐的虛假經歷。

有些治療師認為帶這些施虐者到法庭，可以撥亂反正。他們相信這樣可以賦權給受害者因而促進他們的療癒。

---

[48]編者按：DSM-5 和 ICD-10 皆認可解離性身份障礙為正式的臨床診斷。

當患者被他們的治療師鼓勵去控告性侵犯他們的父母，有一群被告人開始成立所謂的虛假記憶基金會（False Memory Foundation）。

社會反應從一個極端擺向另一個極端。突然之間，一些上了年紀的父母被他們現在長大成人的子女提告性侵。法庭拒絕受理許多這樣的案例，因為許多專家／學者提出科學上的證據，證明這樣記憶的不可信和容易受到外界影響。他們表示與治療相關所恢復記憶乃高度存疑。

事實上，虛假的記憶與解離性身份障礙這個核心議題的現象之關聯性並不大。用虛假記憶來懷疑解離性身份障礙診斷有點荒謬。解離性身份障礙的核心議題是童年時期創傷。患者憶及創傷的正確性與診斷的正確性沒有關聯性。

我們現在知道「虛假記憶」可以經由治療師的誤導而產生。當痛苦的患者來尋求治療時，是在一個脆弱的心理狀態。因此他們確實是很容易受到暗示的。當治療師有先入為主的觀念，關於孩童時期性虐待很常與成人的焦慮和抑鬱相關時，可能就會增加植入孩童時期性虐待虛假記憶的風險。只要透過不同的問話方式就可以造成這樣的情況。

的確，在鼓勵女性去記起孩童時期虐待的社會趨勢裡，很多女性治療師告訴女性個案：「如果妳懷疑曾有過受性侵犯的經歷，那妳一定曾受過侵犯。如果妳不記得被性虐待，是因為妳潛抑了這個記憶。」換句話說，不論你是否記得，妳都有受過侵犯。這樣高度暗示的陳述在一些地區被當成真理。

不幸的是，童年性侵犯常常與解離性身份障礙有關。如果記憶回來了，或者記憶在解離性身份障礙的治療中「恢復」，*治療的焦點常常轉移到誰對誰做了甚麼。這是一個錯誤，治療的焦點應該放在創傷對於患者目前日常生活功能之影響。*

的確，如果治療師有他們自己的一套，治療中記憶的「恢復」真的可能需要高度懷疑。然而，*這樣的懷疑應該僅限於對於虐待細節的準確度而不是創傷是否有發生。*創傷可以是身體虐待、精神虐待，也可以是疏忽（neglect）。

記憶可能在預期之外恢復是無庸置疑，可能在車禍後，或是在看了一場電影後。這是真的，我有很多患者，他們的記憶在埋藏數十年後，被觸發而恢復，而在這之前他們從未接觸過治療師。

許多批評假設所有恢復的記憶都是虛假的。有些指控，指治療師鼓勵他們的患者去「回想起」童年時期受虐

待的經歷，來促進進一步治療，是為了治療師個人收入。在學術界的辯論聲音，頓變成刺耳的噪音。在美國，一些治療師因為誤導患者而被控告，另外也有些解離性身份障礙患者撤銷了原本性侵的指控。

我們只需要檢視我們自身的記憶，就不難承認，我們沒有辦法分毫不差地從我們心裡提取出我們過去發生了甚麼。從心理治療的觀點來看，法律訴訟和對兒童虐待的指責，而沒有外在證據的指控，會出現很多問題[49]。透過法律途徑尋求補償，不應該視為治療的目的。*治療的最終目標是療癒而非復仇。*

一般來說，我們很難去證實在數十年前虐待是否真的有發生，特別是在沒有第三方證人的情況下，只有無法證實的個人證詞。對於解離性身份障礙患者來說，甚麼是內在世界的真實以及甚麼是外在世界的真實的問題是複合的。真正的解離性身份障礙病人發現被遺忘的創傷可能很容易放棄他們的控訴，因為主人格並沒有掌握這些記憶——反而，這是由其他交替人格或好幾個解離的人格碎片持有這些記憶。

同樣地，一個交替人格會否認過去的創傷，因為他們可能在被控制的情況下做出這些陳述，另外他們也可能仍然有一些記憶屏障，阻礙他們去接近那些創傷記

---

[49] For further discussion of DID and the Law, see *Engaging Multiple Personalities Volume 2*.

憶。不難理解，為甚麼很多精神科醫生解離性身份障礙的病人敬而遠之。因為患者的精神病理之本質，他們在自陳報告中甚至比其他人有更多不一致之處。

解離，作為因應創傷的自然反應，是很多記憶問題的基礎。今時今日，多數精神科醫生都接受創傷記憶的運作方式不同於一般的記憶。創傷記憶不會隨著時間或空間變的模糊和退色。用圍牆築起的隔間，將痛苦的記憶密封存放在裡面，此乃解離之特色。解離是受虐孩子因應需要而保護自己的方式，失憶的情況很容易就持續到成年。

這些知識，對於一心追求原始創傷細節的治療師來說，非常重要。一般來說，尋求細節是沒有用，甚至可能有害的。

瓊（第一章）來找我主要是因為模糊的早期創傷記憶出現。她覺得自己要發瘋了。她認為這些記憶是妄想的，因為她沒有想過這樣的受虐經驗可能曾經發生過。這樣早期受虐經驗結果是確實有發生過。她因為處理了過去的創傷而好轉起來，而不是為了我的治療而重新記起與過去創傷有關的惡夢。我一直沒有鼓勵她去找尋回憶。

虛假的記憶有兩種運作方式：事實上也有可能出現「虛假的陰性記憶」(False Negative Memory =

Forgetfulness or Denial)。我們不要低估了施虐者嘗試想要對受虐兒童洗腦及影響他們的力量。一個簡單的建議「從來沒有在你身上發生過甚麼事情，你不是在做夢吧？」，或者是用恐嚇的語氣「沒有人會相信你」，可能會讓易受影響的孩子嚇得幾十年都保持沉默。

創傷後壓力症和解離性身份障礙

早在十九世紀末，百多年前有一位法國的 Pierre Janet[50] 觀察到很強烈的情緒反應可以導致創傷記憶會從意識中解離出來，取而代之的是恐慌的身體感覺，或是惡夢中的視覺影像和回閃等等。Janet 觀察到，創傷病人似乎對於微小的線索也會聯想到過去創傷，從而引起一些不適合當前情境之急性反應。他亦發現到，這樣創傷的受害者會因為在日後的觸發或提醒（reminders）而持續被困擾、變得激動和被刺激到，Janet 的想法無疑超前於他的時代。現在重讀他著作, 還覺得很非常現代化。

這樣的受害者無法擺脫過去的心理創傷。他們的能量用來約束控制他們的情緒，而不是直接用來應付日常

---

[50] Janet, P, as described by van Der Kolk B A in Dissociation and the fragmentary nature of traumatic memories: Overview and exploratory study. Article first published online: 23 FEB 2006. DOI: 10.1002/jts.2490080402

生活發生的事情（例如：社交、工作）。他們可能會覺得並表現得，好像他們仍然持續一次又一次的受到創傷。今天，在一個多世紀之後，Janet 的觀察完美地描述了創傷後壓力症（PTSD）—從越戰、波斯灣戰爭到阿富汗戰爭，從第一次世界大戰到第二次世界大戰，這些在當時被稱為炮彈休克症（shell shock）。

必須注意的是，直到 1980 年，創傷後壓力症才開始被視為一個「真實的疾患」，在那年被收錄進正式診斷手冊 DSM III 之中。越戰退伍軍人高調和明顯的表態，卒之使創傷後壓力症得到世界的重視。創傷後壓力症也不再被忽略或被輕視了。在得到認可之後，精神醫學界開始致力發展相關的治療方法。有效的治療方式仍在研究當中，一直發展和改進。

對於受到嚴重創傷的孩童例如在家裡被性侵犯）而言，他們並沒有備受重視、善於表達的支持者。要注意孩子不是因為戰爭而受傷。士兵隨著戰爭後續被公諸於世、分析、對於勇敢為國服務士兵的支持。年輕、脆弱的孩子從一開始被虐待時，總是被他們的施虐者告誡，沒有人會相信他們。有一些受創傷的孩子，即使長大了成人後，也了解到沒有人會真正想要知道或承認兒童虐待及其可怕的代價。

正如之前所提到的，解離性身份障礙是持續而嚴重的童年創傷之結果。在這個意義上，它與創傷後壓力症關係密切。一個區分的特徵是，在解離性身份障礙情況裡，創傷發生在人格完全整合發展之前，或是創傷嚴重到足以使一個仍然容易受到影響的人格都分裂了。進一步而言，在解離性身份障礙的情況裡，創傷是持續進行的，而非單一個別或短暫的創傷事件。童年受虐待是創傷後壓力症導向解離性身份障礙的一個惡性連結。

童年虐待（Childhood Abuse）

一般來說，童兒虐待的現象往往得不到應有的重視。此種否認的現象延伸到對於它的盛行率以及它對成年生活的嚴重後續影響；特別是在亂倫的個案。基於很多治療師的臨床經驗，許多治療師，包括我，都相信童年性侵犯是普遍存在的。

事實上，很難提出令人信服的統計證據。有時童年身體虐待、精神虐待和性侵犯很難有共同的定義。同時，很難針對每一個特定的創傷事件去量化創傷的程度。在收集統計資料上，往往會受到否認、遺忘和實際病況（例如因為解離和潛抑而失去記憶）的阻礙。

反對者通常會引用統計資料來說，有一定比例的早期性侵犯受害者，在後來的人生當中並沒有發展出病理的表現，以減低這樣的虐待所造成影響。創傷不會憑空地出現。類似地，要注意，也只有一部分接觸到結核桿菌的人會得到肺結核病。

許多的孩童時期創傷受害者長大後自己也成為加害者。可是，如果有一個保護性的緩衝，像是慈愛的父母，試著在創傷事件後撥亂反正，可以起到非常關鍵的作用。Alice Miller在她的書《The Untouched Key》[51]，很有說服力地解釋了殘暴的父親可以怎樣有著完全相反的後代，譬如保羅．策蘭（Paul Celan，一位羅馬尼亞詩人）和希特勒。「媽媽跟姨姨會來幫助保羅，當他被關（在衣櫥裡）時讓他離開衣櫥。有目擊者來救他，幫助他了解除了殘酷、固執和愚蠢之外，也同時可以有慈悲和良善，讓他不會覺得有罪惡感和邪惡，甚至會更討人喜愛，即使他的父親沒有注意到。」另一方面，希特勒，被他的父親殘酷對待，卻沒有任何這樣的保護緩衝。

根據我的臨床經驗，我認為早期童年虐待是很常見的。許多受害者不像保羅這麼幸運，有媽媽和姨姨來緩和

---

[51] Alice Miller. The Untouched Key. 1990. Doubleday: New York, London, Toronto, Sidney, Auckland. P.56.

創傷的影響。沒有被緩衝的創傷在倖存者後續的成年生活中可以隱藏數十年。

許多精神醫學專家不相信解離性身份障礙，其中一個理由可能跟否認童年虐待的普遍存在和影響有關。

持續爭論所帶來的傷害

這本書中許多患者的解離性身份障礙，都沒有被他們的醫生或精神科醫生看到，這損害了他們的福祉和健康。他們的解離症狀被漠視，正確的診斷也被忽略了。他們花了許多年的時間在醫院裡出出入入，或是看不同的治療師。他們可能被貼上雙極性障礙的標籤，及／或是邊緣性人格障礙的標籤。因為錯誤的診斷，他們得不到正確的治療。

我們不能用治療其他精神病的方法來治療解離性身份障礙，更不能期待這樣就能痊癒。就像是肺結核藥物的藥物對於心衰竭的患者沒有幫助，治療雙極性障礙的方法對解離性身份障礙患者也沒有幫助。

路得（第五章）用腦電盪療法以及很多種的抗抑鬱藥物來治療所謂的「抑鬱」；維多利亞（第七章）在對於抗鬱藥物治療沒有反應後使用腦電盪療法，雖然在最後一刻取消了腦電盪療法。這兩個個案都不是一般

的抑鬱症。更確切的說，他們的情緒在他們的狀況中是很適切的。

解離性身份障礙是 DSM.5 正式承認的精神科疾病。然而，解離性身份障礙的不恰當治療仍會持續的發生，因為事實上許多來自著名機構的精神科醫生仍然認為這是一個充滿爭議的診斷。許多沒有被治療的解離性身份障礙患者最終成為長期精神病患者，反覆的看許多治療

師，不斷出入醫院。如果大眾沒有注意到解離性身份障礙的根源來自於童年虐待，教育和預防工作沒有辦法得以落實。

解離性身份障礙的患者是一個特別的群體，需要我們的愛心和理解。一旦精神科醫生對於創傷和解離的認識增加，我們可以更有效地識別和治療解離性身份障礙。同時，如果精神醫學界減少對於所為虛假記憶的強調，我們可以更有效地治療解離性身份障礙。

這樣持續的爭議和爭論具有世界性的影響。解離性身份障礙不出現在北美地區。文化上的態度可能導致解離性身份障礙——或者解離性身份障礙的病例報告——在一些國家較難被發現；就如同虐妻和兒童虐待常常因為文化上的限制而被忽略。可是，解離性身份障

礙在世界各地不同文化的國家都有報告，例如荷蘭、土耳其[52]、南非、中國[53]、德國和菲律賓[54]。

52Akyüz G, Doğan O, Sar V, Yargiç LI, Tutkun H. Frequency of dissociative identity disorder in the general population in Turkey. *Compr Psychiatry*. 1999 Mar-Apr; 40(2):151-9.

53J.Yu and C.Ross. Dissociative Disorders Among Chinese Inpatients Diagnosed With Schizophrenia. *J of Trauma Dissociation*, 2010 July;11(3): 358-372.

54Gingrich H/D. Assessing Dissociative Symptoms and Dissociative Disorders in College Students in the Philippines. *Journal of Aggression, Maltreatment & Trauma*, 2009. vol. 18, no. 4, pp. 403-418.

編者結語

本書

《走進多重人格的世界：一位華人醫生的臨床手記》為《Engaging Multiple Personalities》（Volume1）之中文版。就目前所知，這是首本由華人所撰的解離性身份障礙 Dissociative.Identity.Disorder,DID 專書。

《Engaging.Multiple.Personalities》既非虛構小說，亦非翻譯自海外學者的著作，而是由楊保謙醫生（Dr. David Yeung）一字一句記載自己臨床經驗而寫成之著作。有幸參與此書中文版之編譯工作，乃我們之大幸。誠然，華人社會普遍對心理創傷與解離症（dissociative disorders）認識有限，對 DID 更往往充滿誤解和迷思。本書之中文版雖非盡善，惟旨在拋磚引玉，讓華人社會對心理創傷和 DID 有一些比較新的、比較正確的認識。我們需更多助人工作者（例如：醫生、社工、心理學家、輔導員）對創傷、解離和 DID 有多一份關注和了解，為一眾被忽略之倖存者伸出援手。

甚麼是多重人格？甚麼是 DID？

DID，舊稱多重人格障礙（Multiple Personality Disorder MPD），屬於解離症的其中一種，是美國精神醫學會(1)和世界衛生組織(2)皆正式認可之精神科診斷。DID 的主要特徵就是「解離」（dissociation）。解離者，即人格結構（例如：意識、記憶、情緒、行為、身份等等）之整合過程出現障礙。解離可分為正常解離和病態解離（pathological dissociation）—正常解離，譬如發白日夢、一般的遺忘等等；病態解離，譬如創傷後失憶、回閃、人格分裂、聽到其他人格部分的說話聲等等。病態解離是創傷後心理障礙—例如創傷後壓力症（Post-Traumatic Stress Disorder，PTSD）—的常見特徵，DID 被認為是最嚴重的創傷後心理障礙，涉及最嚴重的病態解離 (3-5)。DID 的兩個關鍵症狀，就是

(a) 解離性失憶（例如：遺失一段時間的記憶）和

(b) 出現 2 個或以上明顯不同的身份/人格狀態，

華人文化裡這可能會被描述成「鬼上身/鬼附」現象。如果這些症狀造成顯著困擾或妨礙生活功能，就有可能是 DID 了。

過去不少學者認為，DID是非常罕有的疾病，甚至有人認為DID只出現在北美地區，是特定文化才出現的疾病(即 culture bound condition）。然而，愈來愈多國家和地區也有關於DID和病態解離的報告，近年國際上也有很多相關研究。跨文化的研究已表明，DID不僅出現在北美地區，也出現在非北美文化裡，包括但不限於德國、荷蘭、瑞士、芬蘭、土耳其、中國、台灣、韓國、日本等地，而且DID和其他解離症也遠比傳統所認為的普

遍，是一個跨文化的心理障礙(6to12)。不僅如此，研究已發現，DID和病態解離的現象，可見諸公元1900年前之中醫記錄(13)和十六世紀之歐洲文獻(14)，再再表明DID和病態解離並非由特定社會文化才造成的心理障

礙。除此之外，愈來愈多研究已指出病態解離跟心理創傷之間的密切關係(15-18)。

華人創傷與解離領域的先驅

楊保謙醫生，1962年畢業於香港大學醫學院，曾與葉寶明醫生共事。葉寶明醫生乃香港首位精神科醫生、香港心理衛生會創辦人之一、青山醫院首任院長，楊醫生則是香港歷史上第10位精神科醫生。楊醫生曾在

香港、英國、加拿大受訓，在加拿大執業逾 40 多年，至 2006 年退休。

在他所接受的專業教育裡，沒有任何關於 DID 的訓練，關於心理創傷的內容也不多。因此，跟大部分醫生、心理學家和社工一樣，執業初期他對 DID 幾乎沒有任何認識。事實上，在精神醫學裡，很多人仍相信 DID 是萬中無一的疾病，甚至有些人認為 DID 並非真實存在的精神病。然而，楊醫生再三遇見患上 DID 的病人，並親身見證他們的故事，他選擇了相信自己所見的。他無懼主流醫界的眼光甚或非議，堅持虛心學習創傷、解離和 DID 的知識。事實上，自 1980 年代起，已漸漸有很多關於創傷、解離和 DID 的文獻。只是，一個人如果不願意張開雙眼，無論有多少關於 DID 的研究證據，無論有多少個帶著身心創傷、解離症狀的個案出現在眼前，那個人也很可能視而不見。當一個只認識精神分裂症而不認識創傷和解離的臨床工作者遇見 DID 患者時，如果沒有持開放態度，他就很可能 DID 患者聽到交替人格的聲音當成是精神分裂症陽性症狀（幻聽）—此乃人之常情，很多人只會用既有知識來理解新事物。可是，楊醫生願意傾聽創傷倖存者的故事，嘗試理解症狀背後的原因和意義。如此故，楊醫生最終成為華人創傷與解離領域的先驅，他是少數對創傷與解離有深入了解、有豐富臨床經驗的華人醫生。

為了將寶貴的臨床經驗分享出來，他毅然撰寫了《Engaging.Multiple.Personalities》一系列著作，成為臨床工作者乃至病人親友的寶貴資源。另一方面，他也不遺餘力支持教育工作。首先，楊醫生在其網誌（http://www.engagingmultiples.com/blog/）發表多篇文章，持續討論與創傷和解離相關的議題。其次，他也應邀出席 2016 年 3 月香港理工大學的「創傷、解離、多重人格：對醫療及社會工作實務的啟示」研討會，親身與香港社工等專業人士分享其寶貴經驗，並解答參加者對 DID 的疑問。2017 年時，楊醫生更受邀在《星期三港案》中講解 DID。

楊醫生更出心出力，推動並支持《Engaging Multiple Personalities》（Volume1）中文版編譯工作。誠然，此拋磚引玉之舉只是一個起步，期望能使華人精神健康工作者對創傷、解離和 DID 多一份關注，多一份了解。

展望

我有幸在 2014 年時認識楊醫生，我們多次討論到香港創傷與解離領域當前之困境。參考其他國家和地區的經驗，我們估計華人社會裡仍有很多創傷與解離倖存者未到適當的評估和支援。創傷、解離和 DID，並不僅是醫學議題，更是涉及龐大社會資源的公共衛生問題，亟待社會各界積極關注和認真處理(19)。

現階段，本地學者已正進行一些關於病態解離的本土研究。首先，標準化評估有助及早識別創傷與解離倖存者，因此發展具信度和效度的解離評估工具非常重要。目前「香港中文版解離經驗量表」（HKC-DES）已經過初步驗證(20)，一些本地研究也開始採用（HKC-DES）-來量度解離經驗。與此同時，我們也正發展更多中文版解離症狀評估工具。由於解離症狀跟其他心理症狀有不少相似之處，很容易被忽視，因此我們建議精神健康工作者在常規精神健康評估時可採用（HKC-DES）-或其他量表來篩檢解離症狀。進一步而言，我們必須探討解離症（包括DID）在華人社會裡的盛行率。由於心理治療可以有效幫到創傷與解離倖存者，我們也期望將來有更多華人精神健康工作者熟悉創傷與解離的評估和治療方法。

最後，我們需要感謝諸位翻譯人員的努力。我們的翻譯團隊包括精神科醫生和社工，分別來自香港和台灣。沒有他們的努力，中文版編譯工作不能成事。

但願《走進多重人格的世界：一位華人醫生的臨床手記》之出版，可讓創傷、解離和DID在華人精神健康領域裡得到重視，創傷與解離倖存者早日獲得適當支援。讓我們再一次感謝楊醫生之無私奉獻。

馮康泓 Andy H.W. Fung　謹序

公元 2017 年 8 月 6 日

（Email: andyhwfung@gmail.com）

References 延伸閱讀

1. American Psychiatric Association. Diagnostic and statistical manual of mental disorders (5th ed.). Washington, DC: Author; 2013.

2. World Health Organization. The ICD-10 Classification of Mental and Behavioral Disorders. Clinical description and diagnostic guidelines. Geneva: Author; 1992.

3. Van der Hart O, Nijenhuis ER, Steele K. Dissociation: An insufficiently recognized major feature of complex posttraumatic stress disorder. Journal of Traumatic Stress. 2005;18(5):413-23.

4. Van der Hart O, Nijenhuis ER, Steele K. The haunted self: Structural dissociation and the treatment of chronic traumatization. New York, NY: W.W. Norton; 2006.

5. Ross CA. The trauma model: A solution to the problem of comorbidity in psychiatry. Richardson, TX: Manitou Communications; 2007.

6. Chang AJ. Suffering mind: 72 dissociative identity disorder patients in Taiwan. The 25th Annual Conference of the International Society for the Study of Trauma and Dissociation; October; Chicago, Illinois, USA.2008.

7. Chiu C-D, Tseng M-C, Chien Y-L, Liao S-C, Liu C-M, Yeh Y-Y, et al. Dissociative disorders in acute psychiatric

inpatients in Taiwan. Psychiatry Research. 2017;250:285-90.

8. Fung HW, Lao IW. Complex dissociative disorders: Cross-cultural trauma disorders (in Chinese: 複雜解離症：跨文化的創傷心理障礙). Clinical Medicine (in Chinese: 臨床醫學). 2017;79(1):39-48.

9. Şar V. Epidemiology of dissociative disorders: An overview. Epidemiology Research International. 2011;2011:1-8.

10. Xiao Z, Yan H, Wang Z, Zou Z, Xu Y, Chen J, et al. Trauma and dissociation in China. American Journal of Psychiatry. 2006;163(8):1388-91.

11. Sekine YU, Yoshio. Dissociative identity disorder (DID) in Japan: A forensic case report and the recent increase in reports of DID. International journal of psychiatry in clinical practice. 2000;4(2):155-60.

12. Kim I, Kim D, Jung H-J. Dissociative Identity Disorders in Korea: Two Recent Cases. Psychiatry investigation. 2016;13(2):250-2.

13. Fung HW. The phenomenon of pathological dissociation in the ancient Chinese medicine literature. Journal of Trauma & Dissociation. 2017.

14. Van der Hart O, Lierens R, Goodwin J. Jeanne Fery: A sixteenth-century case of dissociative identity disorder. The Journal of Psychohistory. 1996;24(1):18-35.

15. Coons PM. Confirmation of childhood abuse in child and adolescent cases of multiple personality disorder and dissociative disorder not otherwise specified. The Journal of Nervous and Mental Disease. 1994;182(8):461-4.

16. Nijenhuis ER, Spinhoven P, van Dyck R, Van der Hart O, Vanderlinden J. Degree of somatoform and psychological dissociation in dissociative disorder is correlated with reported trauma. Journal of Traumatic Stress. 1998;11(4):711-30.

17. Ross CA, Ellason JW. Discriminating among diagnostic categories using the Dissociative Disorders Interview Schedule. Psychological reports. 2005;96(2):445-53.

18. Şar V, Dorahy MJ, Krüger C. Revisiting the etiological aspects of dissociative identity disorder: A biopsychosocial perspective. Psychology Research and Behavior Management. in press.

19. Fung HW. Trauma, dissociation and mental health service in Hong Kong (in Chinese: 創傷、解離與香港精神健康服務). Hong Kong In-media (in Chinese: 香港獨立

媒體網). 2016. Available from: http://www.inmediahk.net/node/1042252.

20. Chan C, Fung HW, Choi TM, Ross CA. Using online methods to develop and examine the Hong Kong Chinese translation of the Dissociative Experiences Scale. Journal of Evidence-Informed Social Work. 2017;14(2):70-85.

21. Putnam, F. Diagnosis and Treatment of Multiple Personality Disorders. The Guildford Press. New York, NY. 1989.

22. Ross, C. Dissociative Identity Disorder. Second Edition. John Wiley & Sons, Inc., New York, NY. 1997.

23. Ross, C. The Osiris Complex: Case Studies in Multiple Personality Disorder. First Edition. University of Toronto Press, Scholarly Publishing Division. 1994.

24. Van der Kolk B.A. Psychological Trauma. American Psychiatric Press Inc. Washington. 1987.

25 Van der Kolk B.A. et al (editors). Traumatic Stress. The Guildford Press. New York. 1996.

26. Freyd J.J. Betrayal Trauma: The Logic of Forgetting Childhood Abuse. Harvard University Press. Cambridge, Massachusetts. 1996.

27. Barry M. Cohen et al (Editors). Multiple Personality Disorder from the Inside Out. The Sidran Press. Lutherville, MD. 1991. Putnam's endorsement: "A helpful

and hopeful look at another way of being; this book dispels the misleading stereotypes of MPD and illuminates the underlying human experience of this tragically misunderstood condition. A must for anyone whose life has been touched by this complex disorder."

28. Trujillo, O.R. The Sum of My Parts. New Harbinger Publications. Oakland, CA 2011.

29. Oxnam, R. B. A Fractured Mind: My life with Multiple Personality Disorder. Hyperion, New York, NY. 2005.

30. John Briere, Ph.D.: Treating adult survivors of severe childhood abuse and neglect: Further development of an integrative model. The APSAC handbook on child maltreatment, 2nd Edition.(2002). Newbury Park, CA: Sage Publications.

www.ingramcontent.com/pod-product-compliance
Lightning Source LLC
Chambersburg PA
CBHW050200230526
45470CB00001B/175